ÉTUDE CLINIQUE

SUR LA

PÉRITONITE CHRONIQUE

D'EMBLÉE

PAR

O. TAPRET,

Docteur en médecine de la Faculté de Paris,
Interne lauréat des hôpitaux (1873),
Prix Civiale (1876),
Membre de la Société anatomique et de la Société clinique.

PARIS

V. A. DELAHAYE ET Cᵉ, LIBRAIRES-ÉDITEURS,
PLACE DE L'ÉCOLE-DE-MÉDECINE.

1878

ÉTUDE CLINIQU

SUR LA

PÉRITONITE CHRONIQUE

D'EMBLÉE

ETUDE CLINIQUE

SUR LA

PÉRITONITE CHRONIQUE

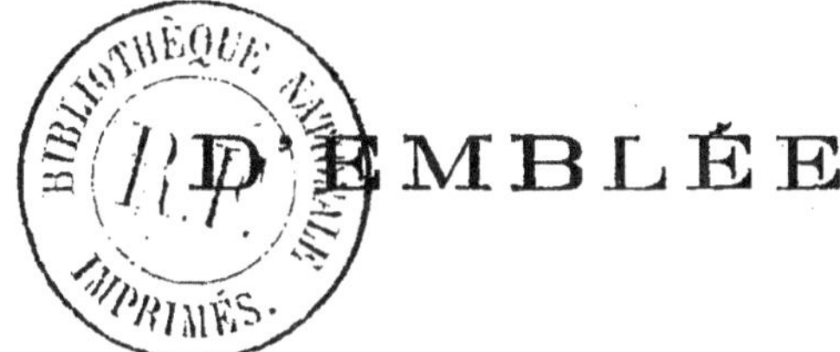

D'EMBLÉE

PAR

O. TAPRET,

Docteur en médecine de la Faculté de Paris,
Interne lauréat des hôpitaux (1873),
Prix Civiale (1876),
Membre de la Société anatomique et de la Société clinique.

PARIS

V. A. DELAHAYE ET Cᵉ, LIBRAIRES-ÉDITEURS,
PLACE DE L'ÉCOLE-DE-MÉDECINE.

1878

INTRODUCTION.

L'expression de *péritonite chronique d'emblée* caractérise *cliniquement* des affections insidieuses du péritoine, où
le processus inflammatoire torpide ne se révèle bien souvent
que par des symptômes peu accentués.

Ces maladies ne sont que trop fréquemment l'occasion de
graves erreurs de diagnostic, car la péritonite peut revêtir
le masque d'affections toutes différentes, de la cirrhose hépatique, par exemple. D'autres fois les lésions de la séreuse
paraissent à tort jouer le premier rôle : en soustrayant à
notre exploration les organes abdominaux profonds, elles
en dissimulent les altérations. Ce n'est qu'à l'aide d'une
recherche minutieuse, d'une analyse méthodique et sagace
de tous les symptômes, qu'on peut arriver à les reconnaître,
d'une manière précise.

Signaler les difficultés, montrer les ressources que nous
fournit l'investigation, tel sera le but que nous tâcherons
d'abord d'atteindre, en nous appuyant sur nos observations.

Dans ces dernières années, les cliniciens se sont surtout
attachés à étudier la péritonite chronique en tant que manifestation locale des grandes diathèses ; mais ils ont relé-
gué au dernier plan la *péritonite chronique simple* qui n'a

été, jusqu'à présent, l'objet d'aucune monographie sérieuse.

N'a-t-elle pas un domaine plus étendu que celui que lui assignent les travaux classiques ? Les faits semblent le démontrer. Nous insisterons en second lieu sur ce point.

ÉTUDE CLINIQUE

PÉRITONITE CHRONIQUE

D'EMBLÉE

CHAPITRE PREMIER.

HISTORIQUE.

La connaissance des péritonites, à titre d'affections indé-pendantes de celles des viscères, ne date guère que du commencement du siècle. On trouve de loin en loin dans les ouvrages antérieurs quelques lignes montrant que leurs auteurs avaient songé à la grande séreuse abdomi-nale, mais aucun d'eux n'avait compris l'importance de ses altérations.

En 1785 Walther démontra l'existence des péritonites à la suite de l'accouchement; douze ans plus tard, les anatomo-pathologistes de la nouvelle école de santé de Paris accor-dèrent aux péritonites une place dans la nosographie. A partir de ce moment on en étudia les lésions, les symptômes et la marche. Pendant près de vingt années la question de sémiologie fut seule à l'ordre du jour; puis on se préoccupa davantage de la nature et de l'origine des diverses variétés péritonite.

En France comme en Angleterre, le tubercule et les désordres qu'il produit occupaient tous les esprits ; on constata qu'il pouvait se développer dans le péritoine, y suivre une évolution comparable à celle qu'il présente dans le doumon ; et la péritonite tuberculeuse absorba tellement l'attention que les autres variétés furent presque complètement oubliées ; ce ne fut que longtemps après qu'on reconnut l'existence d'inflammations d'une autre nature.

Aujourd'hui, en effet, on décrit trois variétés de péritonite suivant un processus chronique d'emblée : une simple, une tuberculeuse et une cancéreuse.

L'histoire de la péritonite chronique peut donc se diviser en quatre périodes : la première antérieure à notre siècle, dans laquelle la maladie est à peine indiquée ; la seconde qui va de 1800 à 1825 est signalée par l'apparition de nombreuses descriptions imitant plus ou moins fidèlement celles de Bayle et de Laënnec, et les complétant parfois : dans la troisième nous trouverons les travaux de Louis et de ses élèves ; enfin, dans la quatrième période qui date d'une vingtaine d'années, on discute, on contrôle les opinions antérieures et plusieurs variétés de péritonite chronique simple sont étudiées et décrites.

§ I. — *Opinion des médecins antérieurs au* XIXe *siècle sur la péritonite chronique.*

Mal connue d'Hippocrate qui en parle à peine, la péritonite n'est indiquée ni par Celse ni par Galien. Les autres médecins de l'antiquité n'étaient pas mieux renseignés ; un ecrtain Demétrius, disciple d'Hérophile, ayant avancé que, dans certaines hydropisies, l'épanchement pourrait bien se faire *entre le péritoine et l'intestin* fut énergiquement combattu par les méthodistes.

« On ne saurait, dit Cœlius Aurelianus, donner sans absurdité le nom d'hydropiques à des malades dont la surabondance des humeurs n'est point partout manifeste. » (1)

Au xviie siècle seulement on commença à étudier les altérations du péritoine. Bonet a vu l'induration et l'épaississement de l'épiploon (2) ; Harder parle de lésions analogues dans le mésentère d'une hydropique (3) ; mais les médecins les plus éminents de cette époque n'insistent point sur ces faits. Morton (4) et Baglivi (5), qui ont donné du carreau un tableau parfaitement exact, ne parlent pas de péritonite. Les auteurs du xviiie sont déjà plus explicites : de Haen (6) a décrit « un épiploon dégénéré et devenu informe. » On trouve dans Morgagni (7) l'histoire de plusieurs affections de longue durée à la suite desquelles l'autopsie montra de graves lésions péritonéales : un jeune garçon meurt de pleurésie double cent jours après qu'il a éprouvé, pour la première fois, de la difficulté à respirer. A l'ouverture du ventre, on voit que le foie adhère aux parties voisines « *au moyen de toiles membraneuses fines... le* PÉRITOINE, « dans la partie qui tapisse le diaphragme, présentait des « INÉGALITÉS *formées par des espèces de petits globules de* « *grosseur et de forme différentes, il y avait dans le ventre* « *de l'eau d'un jaune vert* (8).

(1) De morbis acutis et chronicis. Ed. d'Amsterdam, 1732, p. 468.
(2) Sepulchretum anat., t. II, p. 882.
(3) Apiarium. Bâle, 1687, obs. LXXI.
(4) Phthisiologia, lib. I, cap. x.
(5) Opera omnia, ed. rev. par Pinel. Paris, 1788, t. , p. 111.
(6) Problemata et difficultates, obs. VI.
(7) Recherches anatomiques sur le siége et les causes des maladies. Trad. Destouet. Paris, 1855.
(8) Loco cit. Lettre xvi, 30.

Ailleurs il s'agit d'une jeune fille qui succombe à la fièvre hectique, et dans l'abdomen de laquelle on trouve, outre des adhérences, des anses intestinales et de l'épiploon, « *des corps saillants* épars çà et là à la surface externe de l'utérus et de la vessie, etc... (1) »

Depuis lors on tint compte de ces cas : Cullen parle de l'inflammation du péritoine pariétal, de l'épiploon et du mésentère ; mais Bosquillon, son traducteur français, se hâte d'ajouter que ni les unes ni les autres ne sont primitives : « *L'ouverture des cadavres prouve que la péritonite* « *peut exister, mais on ne l'a jamais trouvée seule et indé-* « *pendante de l'inflammation des autres viscères* » (2).

Leurs contemporains se tinrent sur la même réserve. Lieutaud, qui avait vu de nombreuses lésions de péritonite chronique, depuis les abcès limités jusqu'aux indurations squirrheuses (3), ne leur accorde guère d'importance et s'attache surtout aux obstructions viscérales qui, d'après lui, seraient presque toujours la cause de la tuméfaction du ventre (4). Le travail de Walther, qui marque la fin de cette période, passa tellement inaperçu que, sept ans après lui, Vogel écrivait : « Les inflammations péritonéales de toute nature ne méritent pas plus d'attirer notre attention que celles des muscles des parois de l'abdomen » (5).

Des observations incomplètes et peu concluantes, des théories abandonnées, même avant la mort de leurs auteurs, voilà tout le contingent scientifique de cette période. C'est

(1) Morgagni. Loco cit. Lettre XXII, 18.

(2) Eléments de médecine pratique, trad. par Bosquillon. Paris, 1785, t. I, p. 271.

(3) Historia anatomica. Paris, 1767.

(4) Précis de la médecine pratique. Nouvelle édition. Paris, 1776.

(5) Das Kranken-Examen od. alleg. [Philosoph. med. in Untersuch zur Erfahrung. d. Krankhei. d. menschl. Körper. Stendhal, 1796.

donc bien du commencement de notre siècle que date la connaissance un peu nette de la maladie.

§ II. — *Premiers travaux démontrant l'existence de la péritonite chronique.*

(BICHAT, LAENNEC, BAYLE).

« N'y a-t-il pas, dit Bichat, un parallèle exact à établir
« entre les adhérences des membranes séreuses qui résul-
« tent de l'inflammation et celles de la réunion des plaies
« par première intention ? » (1)

Au moment où cette question était formulée, elle était sur le point de recevoir une solution. En même temps que Bichat, Laënnec et Bayle l'avaient abordée à des points de vue différents. Leurs travaux établirent, sur une base solide, la connaissance des inflammations des séreuses et, en particulier, du péritoine.

Bichat isolait la péritonite des autres phlegmasies viscérales de l'abdomen et exposait, dans son enseignement journalier, les résultats auxquels il était arrivé. « Ce fut principalement dans son cours d'anatomie pathologique, écrivait dix-huit ans plus tard Gasc, l'un de ses élèves, qu'il présenta ses idées sur la péritonite... A cette époque j'en fis l'objet d'une thèse qui fut accueillie avec beaucoup d'intérêt. » (2)

De son côté, Laënnec, combinant heureusement l'examen clinique des malades aux recherches nécroscopiques, amassait chaque jour de nouveaux matériaux. L'année même où parut l'ouvrage de Bichat, il publia dans un recueil pério-

(1) Traité des membranes en général et des diverses membranes en particulier. Paris, an X, p. 128.

(2) Dictionnaire de médecine en 60 volumes, article péritonite, t. XX, p. 492.

dique deux observations de péritonite chronique, l'une
tuberculeuse et l'autre probablement cancéreuse (1). Il ne
s'agit plus d'un cas discutable, d'une relation dans laquelle
des idées théoriques bizarres viennent dénaturer ou obscur-
cir le fait ; les lésions sont décrites avec une telle précision
qu'à la lecture on peut les reconnaître.

Entre ces deux hommes de génie, la modeste personnalité
de Bayle est légèrement effacée. Travailleur opiniâtre, mais
manquant de l'esprit généralisateur des premiers, « il s'est
plus attaché à décrire les altérations organiques d'après ce
qu'il a vu dans les amphithéâtres. que d'après les symptômes de la maladie. » (Gasc.) Il serait pourtant injuste de
l'oublier et de ne point placer son nom à côté de ceux de
Bichat et de Laënnec ; car il a lui aussi apporté son tribut
à l'étude anatomo-pathologique des séreuses. Avant eux
nous ne trouvions sur la péritonite chronique que des
renseignements de peu de valeur ; après eux, on la décrit
comme une affection pouvant présenter des processus
cliniques variables, mais laissant à sa suite des désordres
anatomiques déterminés. Dès 1808, Broussais pouvait dire
sans provoquer de contradiction, que cette maladie était
désormais bien constatée et que Gasc et Laënnec avaient
décrit les symptômes les plus saillants et les moins équivo-
ques « qui, ajoute-t-il, sont maintenant connus de tous les
médecins. » (2)

Cette dernière assertion était au moins prématurée. A
cette époque, les idées qui avaient cours dans une école ou
dans un pays mettaient plusieurs années à franchir la
frontière. On ne se doutait guère, en Allemagne, des recherches de Laënnec et de Bichat. En [1807, Autenrieth avait

(1) Journal de Corvisart, 1802.
(2) Traité des inflammations. Paris, 1808.

trouvé dans l'abdomen d'un enfant très-jeune, mort d'une affection chronique du poumon, une masse irrégulière, cloisonnée, dont les interstices étaient remplis de sérosité brunâtre ; il put même constater, dans un autre cas (1), une altération à peu près semblable. Au lieu de se servir de ces deux faits pour l'étude de la péritonite chronique, il ne songea qu'à les rattacher à la constitution médicale régnante et à montrer son influence sur les phlegmasies viscérales. Chez nous, les observations se multiplièrent vite. Broussais en avait donné un grand nombre dans son ouvrage.

En 1809, deux internes de la Salpêtrière trouvèrent à la suite d'un cancer de l'estomac la membrane péritonéale recouverte de granulations et sa cavité remplie de sérosité rougeâtre (2). Quelques années plus tard, Quiris prenait pour sujet de thèse la péritonite chronique, dont il s'efforçait de donner la description clinique (3). Il ne réussit qu'à produire une ébauche sans ordre et sans grande valeur. Cinq ans après, Testu choisit le même sujet et ne fut pas plus heureux (4). Il n'y a guère dans sa description qu'un seul point digne d'intérêt. « Il est peu de maladies plus difficiles à reconnaître dès leur principe que cette nuance de la péritonite que l'on a, à juste titre, désignée sous le nom de *latente,* parce que très-souvent elle ne se manifeste clairement qu'après des progrès funestes. » Pinel lui-même doit faire de mauvaise grâce une concession aux nouvelles doctrines et donner une place importante à la péritonite (5). « On conçoit, dit-il, l'état de confusion où se trouvait la doctrine des phlegmasies à l'époque de la première édition de cet ouvrage, et on ne doit pas s'étonner si dans les efforts

(1) Versuche f. d. prakt Heilkunde. Tubingen, 1807, Bd. 1, p. 354 et 372.

(2) Pithet et Savary. Journal de Corvisart, t. XVII, 1809, p. 100.

(3) Paris, 1815.

(4) Paris, 1820.

(5) Nosologie, 3ᵉ édition. Paris, 1818.

que je fis pour y introduire une méthode exacte, je ne pus
réussir que d'une manière incomplète ; l'application des
connaissances anatomiques aux divers systèmes de l'économie animale étant peu avancée... certains faits observés
et surtout les recherches anatomiques de Johnston, de
Morgagni, de Walther (1), de Bichat, de H. Corvisart ont
changé cette manière de voir et forcent maintenant d'admettre que les maladies connues sous le nom de gastrité,
d'entérite, de mésentérite, de cystite, ne sont qu'une inflammation de cette membrane qui commence à un point et se
répand bientôt rapidement dans la plus grande partie de son
étendue. » Il est fâcheux qu'en faisant cette addition Pinel
n'ait pas rendu complètement justice aux travaux de ses
compatriotes. Bayle et Laënnec sont complètement oubliés,
Bichat est placé au même rang que Johnston, et pourtant
il avait eu pour Pinel un respect presque filial, il lui avait
rapporté la plus grande partie de l'honneur de ses recherches sur les séreuses, qu'il n'avait entreprises d'après lui
que pour appuyer les idées exprimées dans la Nosologie.
L'assimilation malheureuse de Pinel n'a pas non plus le
mérite d'une exactitude historique rigoureuse. De tous les
anatomistes dont il cite les noms, Bichat seul a écrit après
lui. Les travaux de Morgagni, de Bonet et de Walther
étaient publiés depuis longtemps lorsque parut, en 1796, la
première édition de son ouvrage.

En 1815, les médecins anglais se mettent à leur tour à
étudier la péritonite chronique. Walker publie sur les lésions
qui l'accompagnent, un travail peu détaillé, mais qui ne
manque pas d'intérêt (2).

Il semblerait que cette diffusion des idées de l'ééole fran-

(1) Cet anatomiste présenta en 1782 à l'Académie des sciences de
Berlin un mémoire intitulé : *De morbis peritoneis* ; en 1786, ce travail
fut publié séparément. Nous n'avons pu nous le procurer et nous ne
savons ce qui a trait à la péritonite chronique.

(2) Medical and physical Journal, 1815.

çaise eût excité parmi les travailleurs du temps une louable émulation. Les observations sont meilleures ; certaines thèses contiennent des aperçus nouveaux et dont la suite a prouvé la justesse. « Bichat a vu, dit Tissandié, le liquide épanché dans la cavité péritonéale devenir le siége d'une inflammation aiguë ou chronique..... Cet épanchement de sang ne peut-il pas, comme dans la plèvre, se faire par suite du *développement des vaisseaux sanguins dans les fausses membranes ?* (1) »

N'est-il pas curieux de trouver perdue dans une humble thèse de doctorat une idée qui, quarante ans plus tard, sera reprise en France et en Allemagne et qui a permis à Friedreich de publier un travail très-intéressant sur la péritonite hémorrhagique ? Enfin, Scoutteten (2) décrit les lésions avec une netteté que l'on n'a pas encore surpassée.

En 1825, la péritonite chronique était donc admise par tout le monde. Du reste, à cette époque, on était à la veille de découvrir ses relations avec la tuberculose et le cancer.

Dans son enseignement clinique, Andral les avait signalées. « Dans le péritoine chroniquement enflammé, disait-il, se développent fréquemment diverses productions accidentelles et spécialement des tubercules. Là, mieux qu'en beaucoup d'autres organes, on peut suivre la formation de ces corps et remonter à leur étiologie. » Le travail de Baron sur le même sujet avait paru dès 1817, en Angleterre, mais il était encore inconnu chez nous.

Les travaux antérieurs à 1825 ont donc établi l'existence et décrit les principaux symptômes de la péritonite.

Désormais, au lieu de se borner à l'observation pure et simple et à la constatation des lésions, les auteurs en rechercheront la cause et tâcheront de découvrir l'étiologie et la pathogénie de la maladie.

(1) Paris, 1824.
(2) Archives générales de médecine, 1824. p. 398 et suiv.

II. — Doctrines de Louis sur la tuberculisation du péri-
toine. — Nouveaux progrès faits dans l'étude clinique de
la maladie.

La plupart des matériaux dont nous avons fait usage jusqu'ici ne renferment que des données fort incomplètes sur
la péritonite chronique : les variétés sont confondues, les
descriptions sont obscures, tous les symptômes sont le
plus souvent rangés sans ordre et leur valeur réciproque
n'est nullement déterminée. Le plus sérieux mérite de ces
travaux c'est d'avoir démontré d'une manière indiscutable
l'existence de la maladie. Ceux que nous verrons désormais sont conçus dans un tout autre esprit : leurs auteurs
s'attachent à en déterminer la véritable nature, à montrer
si c'est une phlegmasie simple, d'origine purement accidentelle, ou si, au contraire, c'est une maladie spécifique
le plus souvent de nature tuberculeuse. On fait inter-
venir dans le débat la clinique et l'anatomie pathologique ;
c'est à ces deux points de vue que nous devons étudier
cette période féconde de l'histoire de la péritonite chronique.

Péritonite tuberculeuse et péritonite chronique simple. —
Travaux de Louis et de J. Baron. — En Angleterre on s'oc-
cupa de bonne heure de la pathogénie de la péritonite
chronique. John Baron s'efforça, le premier, de montrer
le rôle des tubercules (1).

Au commencement de son livre il se plaint que les symptômes de la maladie n'aient point encore été tracés d'une
manière exacte ; et après les avoir énumérés soigneusement,

(1) Recherches, observations et expériences sur le développemen
naturel et artificiel des maladies tuberculeuses, trad. de M. V. Boivin.
Paris, 1825.

il parle des fausses membranes qui, à une époque avancée
de leur développement, ne présentent plus qu'une surface
« hérissée de tubercules de différent volume, tantôt isolés, tantôt réunis en masse. » Il analyse ensuite les phénomènes que présente la maladie et s'efforce de tracer fidèlement leur enchaînement avec les modifications qu'ils
subissent. Chemin faisant, il cherche à déterminer le moment de l'éclosion des tubercules par le caractère des accidents qu'ils provoquent.

Ces idées reprises par Louis (1) furent appuyées sur de
telles preuves que beaucoup devinrent en peu de temps de
véritables lois nosologiques.

La péritonite chronique semble propre aux tuberculeux ;
il faut admettre ici l'action d'une cause générale qui agit
d'une manière inconnue et produit « tantôt l'inflammation
chronique du péritoine, tantôt celle d'autres membranes
séreuses » (p. 280.)

Le développement du tubercule au milieu des produits
de nouvelle formation est indiqué avec la même netteté :
« L'infiltration est secondaire et ne se fait que quand les
fausses membranes existent depuis un temps plus ou
moins long. »

Dans le péritoine comme dans le poumon la maladie
débute par des granulations grises : tant que celles-ci conservent leur forme primitive, elles restent isolées ; mais
leur transformation en tubercules est accompagnée de la
production immédiate de fausses membranes.

Toutes ces circonstances présentent naturellement une
grande importance au point de vue purement clinique ; car
« la péritonite chronique est tuberculeuse et les tubercules
ne se développent pas après 15 ans dans un organe s'il n'y
en a en même temps dans les poumons. »

(1) Recherches anatomiques, pathologiques et thérapeutiques sur le
développement de la phthisie, 1re édition. Paris, 1825.

Tapret.   2

Un observateur moins sagace eût pu être tenté de pousser plus loin encore les conséquences de cette loi et d'affirmer que, chez les individus atteints d'affections tuberculeuses du poumon, celles du péritoine sont toujours de même nature. Mais Louis n'est pas tombé dans cette exagération ; donnant à sa théorie les limites que la saine observation permet de lui assigner, il mentionne très-nettement la péritonite aiguë simple des dernières périodes de la phthisie.

Ces idées ne recueillirent pas tout d'abord une adhésion unanime. En 1825, Gendrin admettait encore que « l'induration et les granulations étaient la caractéristique d'une maladie ayant débuté par un état aigu » (1). Les péritonites qui présentent d'emblée une marche chronique et la conservent jusqu'à la fin ne donnent pas lieu à la formation de fausses membranes.

Les mêmes hésitations se montrèrent en Angleterre. Plusieurs années après les travaux de J. Baron, Abercrombie n'en parlait point et donnait de la maladie une description qui ne différait guère de celle de Broussais (2).

Hogdkins avoue que la péritonite chronique est souvent accompagnée de tubercules ; mais il ne croit pas que le fait soit aussi fréquent que Louis l'a avancé.

Le nombre des dissidents diminua vite, après surtout que Chomel et plus tard Grisolle, Trousseau, Rilliet et Barthez eurent apporté à la loi de Louis l'appui de leur vaste expérience.

Durant près de 20 ans cette loi fut admise sans restriction en France, en Angleterre et en Allemagne. Presque toutes les observations publiées pendant ce temps la confirmèrent, et, les adversaires même de Louis n'osant pas atta-

(1) Histoire anatomique des inflammations, p. 253. Paris, 1825.
(2) Path. and Pract. Recher. on diseases of the stomach the intestinal canal, the liver and the other of the viscera, of the abdomen.

quer la doctrine tout entière se bornèrent à rejeter, comme Briquet, les points les plus discutables. Ils se demandèrent par exemple s'il ne peut exister de granulations en dehors de la diathèse tuberculeuse.

Enfin plus récemment encore une autre loi formulée par Godelier est venue compléter la première en montrant que « *la tuberculisation du péritoine s'accompagne toujours de celle de l'une ou des deux plèvres* » (1).

Cependant les faits contradictoires s'accumulaient et prenaient de l'importance.

Bright avait donné de nombreuses observations de péritonite chronique d'emblée survenant dans le cours d'affections de différente nature (2). Malvagni, fournissant une observation de péritonite guérie par les opiacés, montra que la maladie n'est pas fatalement incurable (3). Godart put observer dans le service même de Louis une *péritonite chronique non tuberculeuse* chez une femme dont les poumons étaient sains (4). Ce fait, rarement cité, est d'autant plus intéressant que la malade a été rigoureusement suivie. Nous trouvons même un renseignement qui a fait défaut dans les observations antérieures. « Examinées au microscope par M. Lebert, par Lucien Corvisart et par moi, dit M. Godart, les élevures du péritoine n'ont présenté aucun corpuscule de tubercule, mais sont uniquement formées de fibrilles » (5).

D'autres observations sont moins concluantes ; celle de Bessière de Toulouse, par exemple, qui aurait reconnu pendant la vie un épanchement gélatineux. Le diagnostic

(1) Villemin. Etudes sur la tuberculose. Paris, 1868.
(2) Report of medical cases.
(3) Gazette médicale de Paris, t. VI, p. 316, 1838.
(4) Bulletin de la Société anatomique, 1847.
(5) Gazette des hôpitaux, 1853, n° 65.

n'a pu être anatomiquement confirmé, la malade ayant guéri (1).

Dans une thèse soutenue à Tubingen en 1853, par Culmbacher, on trouve, à propos d'une observation recueillie dans le service de Dittrich, la description minutieuse d'une péritonite chronique simple survenue chez un tuberculeux (2).

Cinq ans plus tard, Aran, résumant avec une exactitude et une netteté remarquables les progrès faits depuis l'apparition du livre de Louis, dit que la forme tuberculeuse est la plus ordinaire, mais qu'il existe une péritonite chronique simple qui peut se développer chez des individus indemnes de toute diathèse (3).

Les médecins anglais qui ont, les premiers, montré la relation de la tuberculose et de la péritonite chronique seront probablement les derniers à admettre que la loi de Louis n'est pas absolue. Leurs ouvrages classiques les mieux faits ne mentionnent même pas les exceptions qu'elle comporte, et les mots « chronique et tuberculeuse » appliqués à la péritonite seront probablement pendant bien des années encore absolument synonymes (4).

b) *Péritonites cancéreuses, scrofuleuses, cirrheuses.* — Dans les trente ans que nous venons de passer en revue, nous n'avons pas vu signaler une troisième variété de péritonite, chronique d'emblée comme les précédentes, ayant un processus clinique identique et se terminant, comme elles, à peu près toujours par la mort. Nous voulons parler de la péritonite cancéreuse.

(1) Leçon clinique. In Union médicale, 1858.
(2) Ueb. d. Bauchfell Entzündung.
(3) Leçon clinique. In Union médicale, 1858.
(4) Voir Bristowe. In Reynolds' System of medicin.

Deux raisons nous paraissent expliquer cette différence :

1° La spécifité du cancer a été moins discutée que celle du
tubercule ;

2° La diathèse cancéreuse ne crée point une grande pré-
disposition aux phlegmasies locales. Les auteurs en décri-
vant les cancers du péritoine ne parlaient que de leur gravité intrinsèque et n'accordaient aucune attention aux
complications inflammatoires dont ils peuvent être le point
de départ. Celles-ci cependant ne sont ni exceptionnelles ni
spéciales dans leur marche ; le cancer détermine parfois
des accidents soudains, comparables à ceux de la péritonite
aiguë, ou conduit lentement à la mort en passant par toutes
les étapes des phlegmasies chroniques.

Le cancer primitif du péritoine n'est pas le seul, du reste,
qui produise l'inflammation chronique ; on peut la voir
survenir à la suite de cancers gastro-intestinaux propagés
tardivement à la séreuse.

L'observation de Pithet et Savary a trait à un cas de
cette espèce ; d'autres faits laissent encore moins de place
au doute. Everard Home (1), Rokitansky (2), Cruveilhier (3), Lebert (4), ont décrit un cancer primitif du péritoine qui se complique assez souvent d'accidents inflammatoires. Dans les comptes-rendus cliniques publiés par
beaucoup d'établissements hospitaliers, nous le voyons
figurer pour une proportion notable. Dans le cours de
l'année 1855, Salzer et Reuling trouvèrent une péritonite
cancéreuse sur dix-sept autres observées à la clinique de

(1) A short tract on the formation of tumours and the pecularities
tha thave met with the structure of those that become cancerous with
their mode of treatment. London, 1830.
(2) Lehrbuch d. path. Anatomie.
(3) Anatomie pathologique.
(4) Traité des tumeurs cancéreuses.

Masse à Prague (1). Reynolds mentionne une proportion un peu moins forte, mais il a soin de nous faire remarquer le degré de fréquence relative de la maladie. Quand on compare à celle des autres organes la tuberculose du péritoine, on obtient une proportion d'un peu plus de 1/7. Au contraire, on trouverait 22 péritonites cancéreuses sur 99 cancers, c'est-à-dire 1/4 environ (2).

De loin en loin quelques auteurs ont considéré le cancer lui-même comme le résultat de l'inflammation chronique.

« Les productions et les dégénérescences consécutives à l'inflammation spéciale du tissu cellulo-graisseux intra-abdominal, dit Bouillaud, se présentent sous forme de masses ou de tumeurs squirrheuses, encéphaloïdes, suifeuses, etc. (3).

Nous ne voulons point discuter ici l'origine du cancer en général et de celui du péritoine en particulier ; c'est une question qui probablement attendra longtemps encore une solution satisfaisante. Il nous suffit de constater que, même avant 1860, on avait signalé les péritonites cancéreuses, que les adhérences, l'épanchement, les fausses membranes, tous ces produits d'une phlegmasie à marche lente avaient été notés dans le cas de cancer comme dans le cas de tubercule.

Que penser d'autres variétés de péritonite dont on trouve la description dans les recueils périodiques, et même dans certains traités de pathologie? La péritonite scrofuleuse, par exemple, doit-elle occuper une place à part? Churchill (4) le croit, d'accord en cela avec Marsh (5) ; il est vrai que les idées exprimées dans son dernier ouvrage

(1) Prager. Vierteljahresshrift.
(2) Loc. cit.
(3) Nosographie médicale, p. 332.
(4) Diseases of the children.
(5) Dublin Journal, 1836

sur ce chapitre ont légèrement vieilli. A l'époque où Under-
wood (1) signalait la coïncidence du carreau et de l'ascite,
la péritonite était inconnue ; quand, plus tard, Gregory (2)
présentait à la Société royale de Londres un mémoire
reproduit par un grand nombre des journaux du temps, la
péritonite tuberculeuse n'avait encore été signalée par personne. Les travaux de Marsh et Churchill n'ont ajouté que
peu de chose aux connaissances acquises ; ils décrivent
bien une péritonite à marche lente, propre aux enfants
strumeux, et caractérisée anatomiquement par des lésions
diverses de la séreuse intra-abdominale et des ganglions
mésentériques, cliniquement par une fièvre lente, une augmentation progressive du volume de l'abdomen ; mais aucun
de ces auteurs n'a indiqué de différences propres à la faire
distinguer de la péritonite tuberculeuse.

La péritonite congénitale des nouveau-nés, décrite par
Billard, la péritonite cirrheuse de Virchow n'ont été signalées que par eux, de sorte que nous n'y attacherons pas plus
d'importance qu'à la précédente (3).

C. *Progrès faits dans la connaissance des symptômes et de
la marche de la maladie.* — Avant même que le travail de
Louis eût paru, Andral entreprit l'analyse des symptômes
de la péritonite chronique ; il insista sur ceux qui ont le
plus de valeur et relégua les autres au second plan.

Baron, suivant la même méthode, donna une description
pittoresque de la sensation de pesanteur : un enfant répond
aux interrogations des médecins en portant les mains vers
l'ombilic et en répétant sans cesse : « *Ah, si lourd !* » un
autre malade, un chirurgien, compare la sensation qu'il

(1) A treatise of the diseases of the Children. London, 1784.
(2) London medico-chirurgical Transactions, t. XI.
(3) Traité des tumeurs, t. III.

éprouve à celle que produirait une serviette enroulée autour des intestins (1).

Mais c'est encore à Louis que revient l'honneur d'avoir montré avec précision les symptômes réellement caractétistiques.

Il a surtout bien étudié la douleur, l'ascite, la forme du ventre, le fonctionnnement de l'intestin et l'état général. Après lui Chomel et Grisolle nous ont fait connaître la résistance du ventre, la rénitence, le *gâteau abdominal*, l'induration et la rétraction du mésentère et du grand épiploon.

En même temps Bright cherchait le moyen de reconnaître les adhérences intestinales. Il a remarqué que s'il en existe, « on perçoit au palper une sensation particulière qui varie entre la crépitation, produite par l'emphysème et celle que l'on éprouve en froissant du *cuir neuf* avec la main » (2).

Ce bruit de cuir neuf a aussi été constaté à peu près à la même époque par Stokes et Corrigan ; mais ceux-ci ne voient aucune relation possible entre lui et les adhérences. Pour eux la cause du phénomène est le « dépolissement » de là séreuse ; des dépôts fibrineux, des granulations confluentes peuvent le produire (3).

Ce frottement péritonéal a été longtemps oublié et il faut arriver jusqu'aux ouvrages récents pour le voir de nouveau décrit et discuté.

Les connaissances acquises pendant cette seconde période peuvent donc être ainsi résumées : De toutes les péritonites chroniques d'emblée, les tuberculeuses sont les plus fréquentes ; les péritonites simples généralisées et les péritonites cancéreuses, beaucoup plus rares, présentent sen-

(1) Baron. Loc. cit.
(2) Diseases of the Chest. London, 1837.
(3) Archives générales de médecine, t. XII, p. 226.

siblement les mêmes caractères cliniques. La douleur, la forme et la consistance du ventre, l'état général et les phénomènes concomitants, les bruits anormaux provoqués par la pression constituent les symptômes les plus importants de toutes ces maladies.

§ III. — *Travaux contemporains.*

Les idées déjà ébauchées, les démonstrations encore incomplètes, les études d'anatomie morbide ont été, depuis vingt ans, poursuivies avec une persévérance constante. Les observations de Godard, la thèse de Culmbacher et les leçons d'Aran avaient presque fait admettre à tout le monde la péritonite chronique simple. M. le professeur Lasègue, résumant, au sujet d'un malade de son service, les données que fournit l'observation journalière, est venu dissiper les derniers doutes. « Une péritonite chronique d'emblée se développe chez une femme qui a passé l'adolescence ; il n'existe ni antécédents défavorables dans la famille, ni lésions tuberculeuses dans la poitrine. De quel droit affirmer la nature spéciale de l'altération ? » (1) Une question formulée en ces termes vaut une longue démonstration. Ajoutons à cela les faits nombreux réunis de tous côtés : en France M. Dolbeau (2) a décrit une péritonite chronique d'emblée produite par les grosses tumeurs intra-abdominales ; en Italie, Galvagni (3) a publié 11 cas de péritonite chronique simple ; en Allemagne, Stiller et Henocque (4) en ont donné également des observations ; Friedreich (5) et Baümler (6) ont rapporté des exemples de

(1) Archives générales de médecine.
(2) Gaz. des hôp., 1866.
(3) Rivista clinica di Bologna, 1875.
(4) Tubingen, 1876.
(5) Virchow's Arch. 1873, 15, 58.
(6) Id.

péritonite néo-membraneuse hémorrhagique. Dans les productions de nouvelle formation trouvées à la surface du péritoine, on pouvait suivre l'évolution classique du tissu conjonctif depuis les simples noyaux analogues à ceux du sarcome fibro-cellulaire jusqu'aux fibres arrivées au dernier terme de leur évolution. Les vaisseaux présentent les mêmes particularités. Dans les couches les plus jeunes, leurs contours, leur structure embryonnaire en montraient la récente formation.

Enfin, dans ces dernières années, M. Lancereaux a établi l'existence de lésions spéciales de la séreuse abdominale relevant de l'alcoolisme chronique ou de la syphilis. En ce qui concerne la péritonite alcoolique, il rapporte quatre observations personnelles, plus deux du Dr Thomeuf, et un cas tiré de l'ouvrage de Bright. Les lésions sont celles d'une péritonite pseudo-membraneuse. Quant à la syphilis, elle peut donner lieu à deux variétés de péritonite, l'une fort rare caractérisée par la présence de gommes dans la grande séreuse (péritonite gommeusè), l'autre paraît avoir pour point de départ les matières syphilitiques du foie et de la rate. Cette péritonite *membraneuse adhésive* reste tantôt à l'état de périhépatite et de périsplénite, tantôt au contraire se généralise, comme dans le cas observé par M. Hérard, et donne naissance à des « fausses mem- « branes peu lisses, résistantes, blanchâtres qui unissent « les anses intestinales entre elles et à la paroi abdomi- « nale » (1).

L'étude de la péritonite tuberculeuse n'est pas restée en arrière. A côté de la forme chronique d'emblée, M. Hemey en a décrit une variété dont « le début est le plus souvent « marqué par un état fébrile aigu » (2).

(1) Traité historique et pratique de la syphilis. Lancereaux.
(2) Thèse de Paris, 1866.

Grâce aux recherches de M. Brouardel, nous connaissons aujourd'hui la péritonite chronique consécutive à la tuberculose génitale chez la femme (1).

Les phlegmasies cancéreuses ont été observées et décrites avec le même soin. M. le professeur Gosselin, discutant dans une leçon clinique fort remarquable le diagnostic d'un cas complexe, nous a montré la valeur sémiotique de la marche de la maladie et de la nature des liquides obtenus par la paracentèse. En Angleterre Payne, Bristowe, Matthews Duncan, Handfield Jones ont étudié au microscope les granulations péritonéales ; ils ont montré combien il est difficile, dans certains cas, de savoir si l'on doit les rattacher au cancer, au tubercule, ou même à l'inflammation simple.

Stitz et Rochs ont signalé les épanchements gélatineux, et tout récemment, comme nous le verrons plus tard, on s'est surtout occupé du siége originel des éléments tuberculeux (2).

En même temps la symptomatologie s'est enrichie de nouveaux signes : les *cris intestinaux* et les *frottements péritonéaux* sont devenus, après l'enseignement de M. Guéneau de Mussy, des phénomènes d'une réelle valeur. La saillie et la *rougeur périombilicale* ont fourni à MM. Féréol, Vallin et Stiller le sujet de communications et de mémoires intéressants.

Nous voici à la fin de cet historique que nous nous sommes efforcé de faire aussi complet que possible. Sans doute, nous avons dû passer sous silence plus d'une observation intéressante, mentionner sommairement des ouvrages qui mériteraient une longue analyse. Malgré cela, nous croyons avoir montré exactement, à la suite de quelles

(1) Thèse de Paris, 1865.
(2) Clinique médicale de l'Hôtel-Dieu.

patientes recherches une maladie, que les anciens soupçon-
naient à peine, est aujourd'hui connue de presque tout le
monde. Nous avons signalé les remarques incomplètes des
siècles précédents, analysé les travaux des premiers observateurs qui ont réellement connu la péritonite chronique ;
nous avons enregistré les progrès que cette étude a faits à
la suite des recherches de Louis, et nous sommes arrivé
jusqu'à l'époque actuelle en rencontrant çà et là une
théorie nouvelle, une interprétation intéressante de faits
déjà connus.

En présence des nombreux documents que nous avons
consultés, nous nous sommes très-difficilement défendu
d'une pensée de découragement.

Toutes les lésions ont été observées ; toutes les formes
sont connues ; les plus légers phénomènes ont été étudiés.
Nous ne pouvions apporter que peu de chose à l'œuvre
commune. Il restait à élargir la place de la péritonite chronique simple, et surtout, comme nous le disions en com-
mençant, à rappeler l'attention sur certaines particularités
cliniques qui peuvent servir de fil conducteur dans le dédale
des complications que présentent ces maladies.

Grâce à la direction aussi éclairée que bienveillante de
notre cher maître, M. A. Millard, nous avons appris à connaître la vraie valeur des symptômes ; nous avons pu nous
guider au milieu des théories et des discussions. Nous ne
saurions donc trop le remercier. Si nous réussissons à faire
un travail de quelque utilité, c'est à lui qu'en revient le
principal mérite.

CHAPITRE II.

§ 1. — *Tableau du malade ; marche de la péritonite chronique.*

« La péritonite chronique, dit Grisolle, survient primitivement ou d'emblée. Ce n'est pas chez des sujets déjà malades ou manifestement tuberculeux qu'elle se déclare, mais elle affecte des individus en apparence bien portants. »

Nous avons pu vérifier l'exactitude de cette remarque dans presque toutes nos observations. La plupart des malades ont eu avec quelques poussées fébriles, comme première manifestation, des troubles gastro-intestinaux, surtout de la diarrhée et des coliques ou des alternatives de constipation et de diarrhée, et, par intervalles, des nausées et des vomissements. Immédiatement après, parfois avant, le gonflement et la douleur du ventre sont arrivés. En même temps, les attributs de la santé faisaient place à la pâleur, à la perte des forces, à l'émaciation, à une débilité générale sans rapport avec les accidents locaux. Ceux-ci s'accentuent peu à peu ; le ventre soulevé par l'intestin distendu devient volumineux et rénitent, quelquefois inégal et empâté ; les veines se gonflent, ordinairement de bas en haut, et sillonnent la paroi abdominale. A la percussion, on trouve une zone de matité limitée par une ligne tortueuse et des zones tympaniques irrégulières occupant parfois les parties les plus déclives.

Ces caractères qui ne manquent pas de gravité, puisqu'ils indiquent en même temps un trouble appréciable de la circulation et des fonctions intestinales, ne permettent pas encore de localiser la maladie. On se demande si le foie ou le péritoine sont en cause et cela d'autant mieux que, par la palpation, on obtient des renseignements conciliables avec plusieurs hypothèses.

En présence d'un état inquiétant dont la cause se dissimule, on cherche le plus souvent en dehors de l'abdomen de nouveaux éclaircissements.

Le malade tousse, mais au sommet des poumons on ne trouve rien ou presque rien ; à la base, au contraire, on découvre de la pleurésie, sèche ou exsudative. Alors tous les doutes sont levés, l'affection abdominale est une péritonite chronique d'emblée simple ou spécifique.

On la voit évoluer de jour en jour : chez les uns, le liquide augmente assez vite pour entraver les mouvements du diaphragme et l'on est obligé de l'évacuer par la paracentèse ; chez les autres, il y a peu de tendance à l'ascite, celle qui s'était faite dès le début se résorbe en partie. Le ventre reste peu *distendu*, ou se *rétracte* jusqu'à s'*excaver* en *bateau*. On y trouve à la palpation des plaques dures à contours mal définis : ce sont des produits nouvellement formés qui infiltrent les feuillets péritonéaux, immobilisent les organes sous-jacents, les déforment, les déplacent par leur rétraction, entravent leurs fonctions et, finalement, les soustraient à l'exploration. La péritonite, arrivée à cette phase, subit quelques exacerbations et plus rarement des temps d'arrêt ; mais l'économie ne répare pas ses pertes ; l'hecticité commence : la fièvre est peu intense et continue, les membres inférieurs s'infiltrent, les forces s'épuisent, l'amaigrissement est considérable ; le malade ne quitte plus le lit. Les seuls mouvements qu'il se décide à faire ont pour but de chercher une attitude dans laquelle il trouve quelque repos. Des sueurs nocturnes ou une diarrhée colliquative permanente s'ajoutent aux autres causes de déperdition.

En quelques mois le marasme atteint ses dernières limites et la mort arrive dans le collapsus ; telle est l'apparence ordinaire de la péritonite chronique d'emblée.

Dans certains cas la marche est moins menaçante et plus insidieuse ; la tuméfaction du ventre ne s'accompagne d'aucun trouble digestif ; le malade mange avec appétit et digère sans grande peine ; malgré un ascite assez considérable l'état général reste satisfaisant. Un peu plus tard, il se fait une diminution lente et progressive de l'épanchement ; là, encore, on a constaté le cloisonnement de la cavité péritonéale. Mais peu à peu l'abdomen reprend sa forme et presque sa souplesse normale : la péritonite est guérie mais elle a laissé derrière elle un reliquat redoutable, des brides intestinales qui, dans des cas heureusement rares, deviennent les agents d'étranglement.

Nous allons maintenant revenir sur chacun des phénomènes que nous n'avons fait que mentionner ici et signaler les variations individuelles qu'ils présentent, les accidents qui souvent les rendent obscurs, enfin leur valeur diagnostique.

§ 2. *Analyse des symptômes étudiés isolément.*

1° *Douleur.* — La douleur, dans la péritonite chronique d'emblée, est peut-être le symptôme qui présente le plus de variations.

Dans les cas que nous avons observés, elle était à peu près insignifiante ; c'est tout au plus si les malades souffraient légèrement pendant la marche, dans certaines positions ou à la suite de mouvements brusques. On pourrait presque, d'après ces quinze cas, conclure que la péritonite chronique d'emblée est rarement douloureuse (une fois sur quinze tout au plus). Les faits rapportés par les autres observateurs prouvent que cette proportion est de beaucoup trop faible, car sur 209 cas, nous avons trouvé la douleur mentionnée 111 fois. Quand elle se montre au début, elle est ordinairement légère, sourde, à peine exagérée par la pression. Chez quelques malades c'est un phénomène accidentel et passager de la période d'état; chez d'autres elle est intermittente; après avoir duré plusieurs jours elle fait place à une indolence absolue.

La survenance de douleurs assez vives dans le cours de la péritonite chronique indique une poussée d'une certaine acuité ou une complication. Chez le malade de Friedreich, chaque paracentèse était suivie de douleurs violentes comparables à celles de la péritonite aiguë. L'autopsie donna la raison de ce phénomène: à chaque ponction, il s'était développé autour de la piqûre un processus inflammatoire rapide, aboutissant à la formation de néo-membranes vasculaires.

La *Douleur du début* est la plus fréquente, nous l'avons notée 86 fois sur 107. Il est rare qu'elle augmente progressivement; en revanche, on voit assez souvent les malades un instant soulagés, soit spontanément, soit par l'influence d'une médication, souffrir de nouveau au bout de quelque temps. Nous avons trouvé de semblables alternatives dans plus de 20 observations, tandis que dans près de soixante, la douleur persista sans rémission du premier au dernier jour. Les caractères subjectifs sont rarement les mêmes: chez beaucoup de malades la douleur était complexe; ils ne pouvaient dire au juste si elle était profonde, si elle était plus vive en un point qu'en un autre. 26 de nos observations la qualifient simplement de vive ou d'aiguë, sans comparaison ni commentaire. Elle est souvent *superficielle*: « la moindre pression la réveille, dit Gueneau de Mussy, et quand, après avoir déprimé la paroi abdominale, on retire brusquement la main, elle éclate très-vive (1). » Mais il n'en est pas tou-

(1) Loc. cit., p. 66.

jours ainsi ; Grisolle nous parle d'un individu atteint de péritonite tuberculeuse qui, pour mieux prouver l'indolence absolue de sa maladie, se *frappait violemment* l'abdomen.

Certaines douleurs résultent d'une combinaison dont il est difficile d'isoler les éléments : des coliques s'ajoutent à l'endolorissement abdominal proprement dit ; et c'est le caractère de celles-là surtout que le malade perçoit et accuse. Ces coliques viennent d'une constriction ou d'une irritation, quelquefois d'une entérite simple ou tuberculeuse ; presque toujours elles sont suivies de diarrhée et se calment après une exonération alvine. La douleur change alors de caractère ; elle redevient tensive, diffuse, gravative. Aran a vu une péritonite chronique produire des *crampes nocturnes* et des douleurs *rectales* à forme névralgique avant et après les garde-robes. Quelques-unes ont leur siége dans l'estomac ; l'ingestion des aliments et surtout des boissons froides les exaspère ; elle reviennent par accès, s'irradient vers la base de la poitrine (douleur en ceinture d'origine probablement pleuro péritonéale et les épaules. La sensation de brûlure à l'épigastre ou vers la colonne vertébrale a été notée trois ou quatre fois sans qu'il y eût dans l'estomac aucune ulcération.

D'autres malades accusent des *tortillements* (Gœbel), des *rongements* intra-abdominaux (Gueneau de Mussy), ou une *constriction circulaire* comparable à celle que produirait une serviette (Baron). Dans une observation anonyme, mais sérieusement prise, on a mentionné une douleur du côté droit, à crises paroxystiques, présentant exactement les caractères de la colique hépatique (1).

Le siége est variable ; le plus souvent, en même temps qu'une sensation pénible diffuse, on trouve une zone, un point où la douleur atteint son maximum d'intensité. Gri-

(1) London medical Gazette, 1830.

Tapret.   3

solle l'a vue suivre le trajet du côlon, de sorte qu'il y avait dans la moitié supérieure du ventre un véritable cadre endolori. L'épigastre et l'ombilic sont les deux points où la douleur est ordinairement le plus intense. Cependant les flancs, les hypochondres, et surtout les fosses iliaques peuvent être intéressés, en même temps ou isolément.

Les douleurs de la péritonite chronique n'ont pas toutes la même origine : les unes viennent immédiatement de l'inflammation de la séreuse ; d'autres, de complications viscérales ou pleurales ; d'autres enfin de tractions ou de compressions. Nous verrons plus loin que de toutes les lésions, celles de l'épiploon sont peut-être les plus fréquentes.

A mesure que la phlegmasie produit de l'épaississement, de la rétraction, des dépôts purulents ou des adhérences, ce processus se traduit par une douleur qui part de l'ombilic et gagne peu à peu l'épigastre. Elle est assez superficielle, mais on en trouve dans la même région une autre profonde, qui paraît, comme la colique, venir de l'intestin grêle.

Les irradiations sont des phénomènes de compression ; on les rencontre dans la péritonite cancéreuse plus fréquemment que dans les autres. Guilleminot a vu, dans un cas semblable, la douleur débuter par les fesses (1). Galvaing parle de douleurs épigastriques irradiées vers l'épaule à la suite d'une péritonite cancéreuse, accompagnée d'une pleurésie de même nature (2). Après la formation d'adhérences ou de fausses membranes, dans la péritonite simple ou tuberculeuse, les choses peuvent se passer comme dans le cancer.

On ne saurait oublier un cas de Grisolle et de Chomel dans lequel il n'y eut d'autres phénomènes douloureux qu'une double sciatique. Nous ne ferons que signaler les

(1) Thèse de Paris, 1876.
(2) Thèse de Paris, 1872.

douleurs souvent très-vives qui occupent les masses musculaires des membres dans les cas d'amaigrissement rapide, sorte de colliquation musculaire.

Est-il possible d'assigner une valeur absolue à la douleur? Après ce que nous venons de dire, le contraire paraît démontré. Sans doute, lorsqu'elle arrive de bonne heure, en dehors de toute cause appréciable, elle appelle notre attention du côté de l'abdomen et peut nous faire craindre l'évolution prochaine d'une péritonite chronique.

« Les jeunes enfants, dit Smith [1], sont tellement sujets aux douleurs du ventre, que l'on n'y prête aucune attention et que les médecins eux-mêmes sont toujours disposés à les rapporter à une entérite vermineuse. Il ne faut pourtant pas pousser trop loin la confiance. Quand un enfant de 4 à 5 ans devient triste, se retire à l'écart et cesse de prendre part aux amusements de son âge, c'est que les mouvements sont douloureux. Si quelque chose vient à le toucher dans la région abdominale, il se plaint ou crie. Défiez-vous de cette douleur provoquée par les chocs, et qui persiste bien plus longtemps qu'une simple colique ; trop souvent, elle marque le début de la péritonite chronique. »

La douleur, si elle est brusque, accompagnée de vomissements, de fièvre et bientôt d'algidité, comme chez la malade de M. Ferrand, peut faire songer à une perforation intestinale.

Nous arrivons à cette conclusion que le symptôme douleur, malgré son inconstance, malgré ses irrégularités, ne doit jamais être négligé. Si dans bien des cas il n'a, pris isolément, qu'une bien faible valeur, dans d'autres, il constituera un bon élément du diagnostic.

(1) Méd. Times and Gaz., 1874.

2° *Modification de l'abdomen*. --- L'abdomen change de forme et de consistance ; les zones de matité et de sonorité qu'on y rencontre à l'état normal se déplacent.

Étudions : 1° les changements que la vue seule permet de constater ; 2° ceux qui sont appréciables par la palpation ou la pression ; 3° ceux que montre la percussion.

1° *A la vue*. — Deux choses frappent le clinicien : les déformations et l'aspect de la peau. Les premières s'accentuent à mesure que la maladie suit sa marche. On a essayé de les ramener à deux types principaux : l'augmentation de volume, et la rétraction qui parfois est assez caractérisée pour donner au ventre la forme dite en bateau.

On a trouvé bien rarement l'un à l'exclusion de l'autre. L'exsudat se résorbe ou change de consistance graduellement et irrégulièrement, de sorte que l'abdomen s'affaisse, devient dur et rénitent dans une région, tandis que dans une autre il garde la saillie qu'il présentait d'abord.

L'augmentation totale et régulière du volume présente même de nombreuses variations individuelles. On peut trouver le ventre sphéroïdal, proéminent et régulier comme celui d'une femme enceinte (Hardy); le ventre étalé semblable à celui des cirrhotiques, le ventre à double ou triple saillie dont l'une est formée par les intestins distendus. La malade de M. Dolbeau avait l'abdomen presque uniformément développé du pubis à l'épigastre, cependant on pouvait, avec une *scrupuleuse attention*, reconnaître que la partie antéro-latérale gauche prédominait sur le reste.

Chez d'autres malades une sorte de saillie mamelonnaire plus ou moins volumineuse s'élève sur la paroi distendue. Dans l'observation de Stitzer et Rochs, cette tuméfaction n'était accompagnée ni d'œdème sous-cutané, ni de chaleur, ni de rougeur de la peau ; elle formait dans la région ombilicale une sorte d'hémisphère surmonté de la cicatrice aplatie et à peine reconnaissable. Les enfants atteints de péritonite subaiguë, les adultes affectés de péritonite tuberculeuse, ont assez souvent une inflammation péri-ombilicale comme l'a montré M. Bernutz et depuis M. Vallin. Elle débute par une saillie indolente qui plus tard s'enflamme, prend une teinte érysipélateuse et s'entoure d'un cercle d'œdème plus ou moins large, dans laquelle l'impression du doigt ou celledu sthétoscope persiste assez longtemps.

Les téguments de l'abdomen changent d'aspect à mesure que la maladie suit sa marche. Lisses, tendus, luisants lorsque le liquide est abondant, ou qu'il existe un peu d'œdèmedesp arois (dans la moitié inférieure surtout), ils se flétrissent dans la suite, prennent par places une apparence chagrinée et se couvrent de vergetures. Les vaisseaux élargis dès le début (moins cependant que dans la cirrhose) ne reviennent plus sur eux-mêmes; ils donnent aux régions où ils sont le plus abondants une teinte marbrée de nuance bleuàtre.

Le mécanisme de cette circulation collatérale est le même que dans la cirrhose ; elle reconnaît pour cause l'oblitération du tronc de la veine porte ou d'une de ses branches ; M. Lancereaux croit, précisément à cause de cela, que les dilatations veineuses se font de bas en haut. Cette opinion n'a pas encore reçu sa démonstration.

2° A la *palpation* et à la *pression*, on perçoit tout d'abord une rénitence prononcée : « Il semble que le feuillet pariétal du péritoine ne glisse plus sur les circonvolutions intestinales avec la même facilité qu'à l'état normal ; il semble que les circonvolutions intestinales elles-mêmes ne roulent plus les unes sur les autres avec cette mobilité, ce mouvement dont elles sont agitées pendant le travail de la digestion. » (Grisolle.)

Plus tard, on trouve le *frottement péritonéal.* Piorry l'attribue en partie à la pression du doigt sur la paroi de l'abdomen, en partie aux lésions. « Il est beaucoup plus facile à percevoir qu'à décrire, dit Corrigan. » Bright l'a comparé au bruit que produit le doigt qui glisse sur une vitre mouillée ; d'autres, au froissement de la farine ou de la neige (Guéneau de Mussy).

Plus tard la palpation permet de constater une rénitence et une induration qui vont parfois de l'épigastre à l'ombilic. Souvent elles débutent au niveau du pubis, dans une des fosses iliaques et gagnent peu à peu la cicatrice ombilicale ou s'étendent vers les hypochondres. Rarement le point de départ est périhépatique ou périsplénique. A la suite de la paracentèse, on constate des saillies inattendues vers l'hypogastre ou l'ombilic ; si l'on tend à provoquer la fluctuation, il est rare que l'on réussisse, même en plaçant une main d'un côté et en frappant légèrement du côté opposé ; les mouvements ne se transmettent au liquide qu'à une faible distance, et les ondulations, peu étendues, présentent des formes et des directions inattendues. C'est plutôt un ballottement, un tremblotement qui se rapprochait du frémissement hydatique qu'une réelle fluctuation (observat. V).

M. Millard nous a fait remarquer plus d'une fois que les vagues ne partent point nécessairement du doigt qui presse ou qui percute. Si l'on regarde dans une autre direction, on aperçoit distinctement un peu plus loin un mouvement d'ondulation limité, mais très-net ; c'est une sorte de *fluctuation transmise*.

Les conditions pathogéniques de ce phénomène sont faciles à établir : une lame de liquide repose sur un plan résistant et se meut dans une cavité circonscrite, mais suffisamment étendue pour lui permettre de se déplacer facilement. Une dépression exercée en un point de cette masse se traduit plus loin par une saillie. Que l'on suppose deux ou trois secousses successives, et l'on concevra parfaitement l'ondulation à distance.

Il faut se hâter quand on veut entendre les cris intestinaux, car ils cessent après une pression un peu énergique et ne reparaissent qu'au bout de quelque temps. Si l'on percute la région correspondante, on trouve que la sonorité a fait place à la matité ; ces faits ne s'expliquent que par l'hypothèse d'une anse intestinale adhérente et distendue par le gaz. Lorsqu'on la vide par la pression, elle reste assez longtemps affaissée et ne donne plus ni sonorité, ni gargouillements (voir observation XVI).

La matité et la sonorité siégent tantôt dans un point, tantôt dans un autre, parfois on trouve dans toute la région périombilicale une matité presque absolue ou un bruit hydro-aérique ; d'autres fois il n'y a au contraire qu'un simple changement de tonalité (tympanisme). Duncan à vu de la matité dans toute la région lombaire ; cette zone était limitée en avant par une ligne droite partant du milieu de l'arcade crurale et se terminant vers la rate.

Il est bon de faire changer le malade de position quand on percute, de manière à bien voir les déplacements du liquide ; ils sont généralement limités, irréguliers ; s'il existe plusieurs zones de matité, les unes restent fixes, les autres éprouvent des variations même spontanées lorsque le malade est immobile et couché sur le côté.

Le ventre garde le même caractère pendant tout le cours de la péritonite chronique. Le météorisme peut disparaître, l'épanchement diminuer, mais la matité et la rénitence persistent ; c'est alors que la paroi est rétractée et bosselée et le cloisonnement beaucoup plus net que quand le liquide était abondant ; certains points sont même tellement limités que l'on peut facilement croire qu'il y a une tumeur solide, là où il n'existe qu'une petite collection liquide enkystée.

Rilliet et Barthez ont pu, dans un cas semblable, découvrir de gros tubercules épiploïques.

En résumé, nous trouvons dans la péritonite chronique, quelle qu'en soit la nature, une ascite qui se fait par poussées successives; des dépôts plastiques; des adhérences entre les organes circonscrivant et emprisonnant le liquide, de manière qu'il ne manifeste sa présence sur un point ou sur un autre que d'une manière irrégulière et qui serait inexplicable si l'on ne savait que les néomembranes se forment en même temps et tout aussi irrégulièrement que lui. Lorsque plus tard la partie liquide de l'exsudat vient à se résorber, lorsqu'elle devient fibrineuse, nous l'apprenons par la vue, la palpation, et surtout la percussion qui nous révèlent des oscillations ou des irrégularités, dans la distribution et la marche de l'ascite.

3° *Troubles digestifs*. — On les rencontre à toutes les périodes de la péritonite chronique; souvent, ils en marquent le début, ou le précèdent de plusieurs mois. Les malades, avant de s'apercevoir du gonflement du ventre et de ressentir la moindre douleur, ont les digestions lentes, la bouche amère ou pâteuse; ils se plaignent de nausées, de vomissements, de regurgitations, en un mot de phénomènes dyspeptiques qui leur font redouter avec raison l'évolution prochaine d'une maladie.

La *langue* est le plus souvent rouge, étalée, vernissée; plus tard elle se dessèche et se couvre parfois de dépôts crémeux (muguet cachectique.)

L'*appétit* peut persister longtemps. Grisolle a attiré l'attention sur cette particularité qui, jointe à d'autres, donne souvent au médecin une sécurité funeste, et le trompe sur la nature d'une ascite sans troubles inquiétants. En thèse générale cependant, l'anorexie est complète de bonne heure; les aliments les plus convoités sont pris avec déplaisir, en petite quantité, et bientôt vomis. On doit noter que l'intolérance de l'estomac est accompagnée d'une faim particulière, d'une *sensation* réelle *d'inanition* (Baron), à la suite de laquelle les malades demandent à manger, malgré le malaise ou la douleur que réveille chaque repas.

Il y a souvent des tiraillements dans l'état de vacuité de l'estomac ; pendant la digestion ils sont remplacés par une sensation de réplétion, de pesanteur au niveau de l'épigastre.

Les *vomissements* sont un symptôme du début, de la période d'état, et même des derniers jours. Ils persistent rarement du commencement à la fin. A l'aide d'un traitement rationnel on finit par s'en rendre maître ; mais plus tard, ils reviennent par crises qui durent deux ou trois jours ou davantage. Ces crises sont accompagnées de fièvre et de chaleur de la peau ; elles annoncent presque toujours une poussée aiguë.

Les vomissements incoërcibles de matières noires ou sanguinolentes ne se montrent que dans les péritonites secondaires consécutives au cancer, et dépendent d'une affection organique de l'estomac. Duncan a rapporté un cas curieux, dans lequel ce symptôme persista jusqu'à la mort, avec tous les caractères qu'il présente ordinairement dans le cancer : les vomissements, qui suivaient l'ingestion des aliments étaient accompagnés d'une douleur profonde et cuisante, ils contenaient du sang et des sarcines. A l'autopsie, on trouva une péritonite tuberculeuse généralisée, et un rétrécissement pylorique dû probablement à l'infiltration de la paroi par des tubercules.

Ce symptôme n'a pas par lui-même une grande valeur, il est plutôt propre à induire en erreur. Quand on soupçonne une maladie du foie, on est toujours disposé à croire à une intoxication cholémique ; quand la péritonite survient dans le cours du mal de Bright, on songe à des vomissements urémiques (Dupau, Woillez). Il ne faut point pourtant, dans ces deux cas, oublier complètement la péritonite chronique. Les vomissements aggravent le pronostic, accélèrent les progrès de l'amaigrissement et l'arrivée de la cachexie.

La *diarrhée* et la *constipation* sont des phénomènes relativement fréquents : au début les malades ont chaque jour vingt, vingt-cinq, trente selles, semi-solides ou séreuses ; elles sont précédées de météorisme, de borborygmes ; parfois les aliments ne font que traverser le tube digestif ; il y a une véritable *lientérie*.

La constipation est, comme la diarrhée, précoce ou tardive, intermittente ou continue ; elle précède la diarrhée, reparaît après une débâcle, tourmente le malade, l'occupe souvent autant que tout le reste.

Les accidents gastro-intestinaux que nous venons d'étudier ont pour origine des altérations multiples et variables selon les individus. La diarrhée est consécutive à la tuberculisation de l'intestin ; elle persiste tant que les entérites tuberculeuses partielles ne sont point guéries, tant que les ulcérations ne sont point fermées.

Si l'intestin est sain, la diarrhée est sous la dépendance d'un mauvais état général et de l'immobilité forcée de l'intestin. Les sécrétions se font mal ; les liquides dont la composition chimique est modifiée ne remplissent plus leur rôle dans la *chylification* ; en outre, les mouvements péristaltiques, entravés par les adhérences, ne s'exécutent que d'une manière irrégulière et incomplète. De sorte que le bol alimentaire chemine par secousses, s'imbibe mal des sucs intestinaux. C'est là une des causes les plus actives peut-être de la lientérie (Petrasu).

La constipation est causée par la paresse de l'intestin, la faible amplitude de ses mouvements propres, mais surtout par les rétrécissements mécaniques. « A la suite de péritonites chroniques généralisées on voit quelquefois une diminution de la perméabilité, ou même une obstruction totale de l'intestin. (Leichtenstern) » (1).

Quand les choses n'arrivent pas jusque là, la constipation succède à la diarrhée pendant toute la durée de l'affection ; ce fait s'explique par la présence de rétrécissements et de dilatations sur le trajet de l'intestin. Les premières sont de cause externe ; les secondes, de cause interne. Elles résultent d'entérites locales suivies, comme on sait, de paralysie de la tunique musculaire sous-jacente. (Stokes).

L'amaigrissement marche vite ; il commence en même temps que la maladie et devient tel vers la fin que l'on a pu dire justement que la *peau était collée aux os*. Ce n'est plus l'hecticité de la phthisie pulmonaire avec ses mouvements fébriles, ses phases de dyspnée et d'hématose incomplète : c'est une émaciation progressive qui aboutit rapidement au marasme.

Une autre cause agit probablement d'une manière efficace, en même temps que celles dont nous venons de parler, l'oblitération partielle des voies lymphatiques de l'intestin. Les vaisseaux chylifères et les vaisseaux propres du péritoine sont comprimés, étranglés par les produits inflammatoires ; la quantité du chyle, déjà très-faible, fabriquée dans chaque digestion n'est point versée dans l'économie, dont les pertes se renouvellent chaque jour, sans qu'elle puisse les réparer. L'émaciation prompte est d'un fâcheux pronostic ; un individu dont l'état général est bon, qui reprend de l'embonpoint, pourra vivre longtemps avec une péritonite chronique ; nous n'en prendrons pour exemple qu'un malade, qui, depuis plus de dix ans, est entré après des intervalles plus ou moins longs dans presque tous les hôpitaux de Paris, et se trouve encore aujourd'hui dans le service de M. Hérard, à l'Hôtel-Dieu.

(1) Krankh d. Chylop Appar., in Ziemssen's Handb., t. 7, Bd. III.

La plupart des péritonites chroniques qui ont guéri n'avaient produit qu'un amaigrissement léger. Mais quand les muscles deviennent flasques, quand des replis cutanés saillants accusent la disparition rapide du pannicule graisseux, il n'y a guère lieu d'espérer des rémissions, et encore moins la guérison. L'infiltration œdémateuse, qui vient tardivement combler les vides et adoucir les angles, est un nouvel indice d'une terminaison prochaine.

4° *Troubles circulatoires et sécrétoires.* — La dilatation veineuse superficielle de l'abdomen n'a pas grande valeur. On a voulu rechercher, d'après l'intensité de ce symptôme, quelle pouvait être la veine comprimée. « La circulation collatérale supplémentaire, alors qu'elle est considérable, indique plus particulièrement, dit M. Reynaud, l'obstruction du tronc de la veine porte que celle de ses branches » (1). Cette opinion, ingénieuse sans doute, attend encore sa démonstration. L'œdème, les sueurs nocturnes, sont des troubles circulatoires et sécrétoires juste assez fréquents pour mériter une mention. Le dernier surtout n'a de signification que chez les tuberculeux. Quand un individu, dont le ventre est volumineux, a une diarrhée continue, maigrit, transpire la nuit, on peut, d'accord avec Chomel et Trousseau, conclure qu'il souffre d'une péritonite tuberculeuse, et le plus souvent, on aura porté un diagnostic exact.

5° *Troubles thoraciques.* — La péritonite chronique, avons-nous dit, est presque toujours accompagnée de désordres pleuro-pulmonaires. Mais on ne voit presque jamais la tuberculose pulmonaire et péritonéale suivre la même marche ; rarement la gravité des phénomènes abdominaux se montre égale à celle des symptômes thoraciques, ou *vice*

(1) Thèse de Paris.

versa. Les tubercules du poumon sont parfois arrivés à l'état caséeux ; quelques-uns se sont éliminés en laissant derrière eux des cavernules et même des cavernes, lorsque le péritoine est encore parsemé de granulations grises. L'inverse se présente aussi souvent, et l'on peut trouver des foyers purulents et des tubercules de tous les âges dans la séreuse et jusque dans les ganglions mésentériques, sans que la plèvre et le parenchyme pulmonaire renferment autre chose que des granulations peu nombreuses isolées ou réunies en petits agrégats. Dans les symptômes, même balancement : par l'exploration du thorax, on constate l'alternance symptomatique dont nous venons de parler. Cependant on rencontre ici encore des causes d'erreur : lorsque le foie est refoulé en haut par l'ascite, ou surmonté d'un kyste volumineux, lorsque les mouvements du diaphragme sont entravés, les symptômes de la pleurésie, surtout de la pleurésie sèche, sont très-difficiles à découvrir. On doit également tenir compte des accidents survenus depuis longtemps, et ne pas oublier que les pleurésies sèches légères n'ont d'autres symptômes qu'une simple pleurodynie. On ne saurait s'entourer de trop de précautions pour établir l'existence d'un phénomène d'une valeur aussi sérieuse que la pleurésie qui accompagne la péritonite chronique, car nous savons que dans bien des cas, elle donne *la clef du diagnostic*.

6° *Troubles génito-urinaires*. — Chez l'homme, la prostate, les vésicules séminales ou les testicules sont rarement intéressés en même temps que le péritoine. La tuberculose génitale de la femme s'accompagne plus fréquemment de lésions de la grande séreuse abdominale. « Le péritoine, comme le dit M. Brouardel, est le réactif pathologique des organes génitaux de la femme. »

L'aménorrhée, la leucorrhée, l'irrégularité mensuelle,

les métrorrhagies, se voient dans beaucoup de péritonites chroniques ; elles sont souvent dues à une cause générale, mais quelquefois elles résultent de la tuberculisation des ovaires, des trompes, de l'utérus. Cependant la réciproque du théorème de M. Brouardel n'est pas exacte, et l'on ne peut dire que l'apparition des symptômes les plus caractéristiques de la tuberculose génitale de la femme puisse fixer sur la nature d'une péritonite chronique.

Les troubles urinaires sont peut-être plus fréquents qu'on ne le dit ordinairement. Nous avons constaté, même au début de la maladie (obs. XX), chez plusieurs individus des deux sexes, de la difficulté de la mixtion. Cette dysurie tenait sans doute à la compression de la vessie par les produits de nouvelle formation, et à la douleur provoquée par la contraction des muscles de la paroi abdominale.

7° *Fièvre.*— La péritonite chronique est une maladie quelquefois fébrile, mais le plus souvent apyrétique surtout chez les cancéreux. Les cas torpides analogues à ceux de Galvagni ne présentent ni le matin, ni le soir, la moindre élévation de température. D'autres donnent des courbes analogues aux cycles thermiques fournis par les suppurations prolongées. Nous en avons ajouté trois à ce travail, l'une de Bauer, une seconde de notre ami Rendu, la troisième nous est personnelle. Toutes présentent comme caractère commun le peu d'élévation de l'acmé quotidien ; dans toutes il y a eu pendant la période d'observation une diminution graduelle et persistante de la température jusqu'au collapsus. La courbe de Bauer montre des exacerbations un peu plus élevées, un peu plus fréquentes, un peu plus irrégulières que les deux autres. Chez le malade de Rendu, on ne constata point d'hyperthermie après trois thoracentèses.

8° *Accidents nerveux.* — Une *douleur de tête* fixe persistante, localisée, indique parfois qu'une complication cérébrale ou méningie est sur le point de se montrer. Des paralysies partielles limitées à la zone d'un nerf, ou même de forme hémiplégique; surviennent un peu plus tard. Des troubles psychiques, des phénomènes d'excitation corticale, avec ou sans fièvre, une contracture légère et intermittente décèlent la présence des granulations tuberculeuses dans la pie-mère encéphalique et lèvent les doutes que l'on a pu conserver sur la nature de la péritonite.

Si cette maladie s'est au contraire développée dans le cours d'un mal de Bright ou même d'une cirrhose, les accidents nerveux n'auront rien de pathognomonique, ils pourront tout au plus faire songer à l'urémie.

CHAPITRE III.

PRONOSTIC.

L'étude des symptômes va nous permettre de le formuler brièvement ; il nous suffira pour cela de résumer ce que nous avons dit à propos des plus importants.

1° La péritonite chronique d'emblée est toujours grave ; elle constitue un des modes de terminaison de la tuberculose ou du cancer, et sa gravité intrinsèque s'ajoute à celle de ces deux diathèses.

2° Parmi les circonstances qui peuvent abréger la durée de cette maladie, nous devons noter surtout la constriction de l'intestin et l'amaigrissement continu.

3° Viennent ensuite la sclérose hépatique secondaire et les ulcérations perforantes de l'intestin.

4° Chez les individus affaiblis par des privations, des écarts de régime, ou qui ont présenté des accidents cardio-pulmonaires hépatiques ou néphrétiques, toutes les inflammations du péritoine à marche lente se terminent infailliblement par la mort.

5° La péritonite chronique des enfants, dont le début est insidieux dans le point de départ, reste le plus souvent indéterminée (sauf dans le cas de pérityphlite) se généralise vite ; on a pourtant noté des arrêts, des rétrocessions chez les enfants comme chez les adultes. Dans la vieillesse, la péritonite chronique est rare et grave parce qu'elle est, le plus souvent, cancéreuse.

6° Quand la maladie survient dans le cours de l'ascite (cirrhose, mal de Bright, etc., etc.), elle n'a d'importance que lorsqu'elle atteint un degré exceptionnel.

7° Un état général satisfaisant, un embonpoint persistant, l'absence de fièvre et de poussées aiguës, le *fonctionnement régulier du tube digestif* permettent de conserver l'espoir d'une guérison si toute idée de cancer a pu être écartée.

CHAPITRE IV

La péritonite chronique d'emblée est simple, tuberculeuse, ou cancéreuse, primitive ou consécutive. Dans ces
modalités, nous trouverons des lésions communes, celles
qui résultent du processus inflammatoire. Quelle que soit
la cause de la maladie, elle se traduit toujours par la formation d'un exsudat, qui s'organise ou entre en régression.

Les différences se montrent lorsque des formations spécifiques apparaissent au sein des néo-membranes et des
organes qu'elles recouvrent. D'où vient ce nouvel élément?
Là commence la difficulté. Les micrographes, malgré les
données que leur fournit la clinique, discutent en plus d'un
cas, et pour peu qu'il s'agisse d'une lésion insidieuse ou
hybride, ils réservent la question en attendant les leçons
de l'avenir, ou comme M. Payne, portent des diagnostics
ainsi conçus : *fines productions* (minute growths) *du péritoine ayant amené certains symptômes.*

Quand une granulation a une forme si peu déterminée,
quand pendant la vie elle se manifeste par des troubles
fonctionnels assez complexes pour qu'on puisse les attri-
buer sans paradoxe à une ou plusieurs diathèses distinctes,
il faudrait être bien hardi pour supprimer en un trait de
plume un problème qui comporte peut-être plus d'une
solution.

Nous imiterons la réserve que nous avons gardée l'année
dernière lorsque nous avons essayé de décrire la phthisie

urinaire (1). Que le tubercule soit primitif ou secondaire, peu nous importe en ce moment. Nous ne rappellerons point les travaux de Villemin, de His, de Hérard et Cornil, de Grancher, etc. Nous nous contenterons de renvoyer aux monographies ou aux traités classiques de pathologie. Nous allons étudier dès maintenant les véritables produits de l'inflammation, les adhérences, les néo-membranes.

§ 1. *Produits pathologiques de la péritonite chronique.*

Suivons, d'après leur étendue et leur gravité, la série des altérations péritonéales ; nous arriverons de lésions insignifiantes à des désordres incompatibles avec la vie.

A l'autopsie de beaucoup d'individus morts d'affections étrangères au péritoine, on rencontre dans les points soumis au frottement répété des brides conjonctives ou fibreuses ; quelquefois une sorte de membrane adventice aisément séparable au-dessous de laquelle la séreuse a conservé son aspect brillant et poli (Bright).

Il n'est pas rare de trouver, autour de ces productions anciennes, le dépoli et les exsudations fibrineuses du début de ce processus lent. Ces traces d'une inflammation rudimentaire sont plus nombreuses que partout ailleurs vers le cæcum et la face supérieure du foie ; au niveau de la rate, du pylore, dans le petit bassin. Lorsque leur développement n'a donné lieu pendant la vie à aucun accident, on ne songe pas, même après la mort, à parler de péritonite chronique, pas plus qu'on ne songe à la pleurésie franche lorsqu'on déchire quelques adhérences qui tiennent unis les feuillets de la plèvre.

(1) Etude clinique sur la tuberculose urinaire. Mémoire présenté au concours pour le prix Civiale (inédit).

Toutes ces brides n'ont d'importance qu'au point de vue du diagnostic, car s'il survient une ascite, elles s'opposent au mouvement du liquide. La fluctuation cesse d'être franche, et si l'on accorde un peu d'attention à ces phénomènes, dans les cas mal caractérisés ou mal définis de cirrhose, par exemple, on est bien près de croire à une péritonite chronique.

A un degré plus avancé les néo-membranes augmentent d'épaisseur et d'étendue ; elles forment au milieu de la cavité un réticulum dont les mailles sont rétrécies par de nouvelles brides ou par des dépôts fibrineux. Le liquide est comme emprisonné au milieu de ces vacuoles de tissu cellulaire de nouvelle formation, boursouflé et infiltré. A chaque ponction il ne s'en écoule qu'une faible quantité, comme dans la pleurésie aréolaire qu'a si bien décrite M. Moutard-Martin. Quand on ouvre l'abdomen, on aperçoit une masse informe comprenant, comme chez le malade de Jourdain (1), tous les viscères : foie, estomac, rate, intestin, etc., etc. Il est extrêmement difficile parfois de séparer les deux feuillets séreux ; les anses intestinales sont soudées par un tissu fibreux tellement résistant qu'il est impossible de les détacher sans le secours de l'instrument tranchant ; les parois, infiltrées dans leurs différentes couches, sont friables et se déchirent à la moindre traction. Ailleurs, les aréoles se ferment, constituent une véritable poche kystique qui se greffe soit à la paroi, soit à un organe voisin. Tout récemment nous avons vu dans une ovariotomie faite par MM. Lucas-Championnière, Terrier et Périer, un kyste rétro-utérin, pédiculé et séreux, formé probablement par un mécanisme analogue. Dans d'autres circonstances, les néo-membranes s'accroissent successivement couche par couche, se vascularisent et donnent lieu à des hémorrhagies

(1) Journal des sc. méd., 1822, t. LXXXI, nᵒ 65, 2ᵉ série.

identiques aux hématomes de la dure-mère de Cruveilhier, à certaines hématocèles de la tunique vaginale (Gosselin) ou rétro-utérines (Virchow). Lorque, plus tard, on les coupe dans toute leur épaisseur, on reconnaît l'époque de leur formation et celle des foyers hématiques. Dans les couches les plus anciennes des dépôts de pigment (hémocristalline, etc.), sont les seules traces des extravasats antérieurs. Dans l'intervalle des feuillets on voit des infiltrations sanguines ou purulentes, des masses conglomérées ressemblant au sarcome mélanique, et dont on ne reconnaît bien la nature qu'au microscope (Friedreich). Au milieu de ces adhérences on trouve rarement un seul liquide ; certaines constituent des kystes purulents. Il est rare de rencontrer, comme Baumler, une large poche à parois parsemées de foyers hémorrhagiques, mais sans cloisonnements. Le plus souvent, les choses se passent comme chez le malade de Rambeau (1). Au milieu des produits néo-formés entre les anses intestinales et dans le cul-de-sac rétro-utérin, on voit des foyers purulents sans communication entre eux. L'exsudat subit des changements accusés par les ponctions ; il peut être formé en premier lieu de sérosité fibrineuse, et renfermer plus tard du sang, du pus, ou les deux en même temps. Il laisse à la surface des organes des dépôts plâtreux plus ou moins consistants, et que l'on peut aisément confondre avec des matières caséeuses. (Observation de Chateau (2).)

Que devient pendant ce temps le péritoine ? L'inflammation ne reste point superficielle ; elle l'envahit en profondeur au point de lui faire perdre sa forme. L'épiploon, pénétré par les produits inflammatoires, revient sur lui-même, se rétracte, se ratatine, s'épaissit, et présente une

(1) Société anatomique, 1852.
(2) Société anatomique, 1862.

masse plus ou moins irrégulière qui, à une époque avancée, donne au dehors la sensation d'une tumeur épigastrique.

Deux fois on a trouvé libres, flottant dans le liquide, des corps fibro-cartilagineux (1) et des dépôts de phosphate ammoniaco-magnésien (2).

Il existerait, d'après M. Lancereaux, une péritonite alcoolique caractérisée anatomiquement par des adhérences et surtout des dépôts adipeux. Le mésentère où ils siégent ordinairement acquiert, dit-il, une épaisseur de plusieurs centimètres (3). Cette altération est trop peu connue pour que nous nous y arrêtions. Il en est autrement de la rétraction du mésentère, qui attire vers la colonne vertébrale tout le paquet des intestins. Il y a donc en même temps épaississement, induration, rétraction : c'est la péritonite déformante de Klebs (4).

Il y a longtemps que l'on a signalé l'influence de la péritonite chronique sur la production des rétrécissements intestinaux. Bamberger (5) la considère comme une des principales causes. Dans l'observation de M. Ferrand, il y avait une sténose intestinale du fait de la péritonite. Plus récemment, M. Liouville a communiqué à la Société anatomique une observation dans laquelle la mort avait été amenée par une occlusion intestinale, consécutive elle-même à une péritonite chronique.

Les gros troncs veineux intra-abdominaux peuvent être comprimés de telle sorte qu'outre l'ascite il se produit des troubles fonctionnels graves, des désordres trophiques viscéraux (Culmbacher parlait déjà d'une variété d'atrophie partielle du foie due au rétrécissement du calibre de la veine porte) (foie lobé).

(1) Le Bidois. Archives générales de médecine, 1824, t. IV, p. 579.
(2) Moissenet. L'Expérience, 1833, p. 98.
(3) Alcoolisme. Diction. encycl. des sciences médicales.
(4) Lehrb. d. path. Anatomie.
(5) In Virchow's Lehrb.

Dans une observation de Frerichs (1), ce processus a été manifeste; on en a suivi toute l'évolution. Nous l'avons noté également dans un cas (obs. XII). En Allemagne on décrit des cirrhoses consécutives aux étranglements (Stauungen) de la veine porte ou de ses subdivisions. Ces idées sont encore peu répandues chez nous; elles sont dignes d'être discutées, mais il ne faudrait point les pousser trop loin. Les cônes fibreux à base externe, qui partent de la face profonde du péritoine hépatique et pénètrent dans le parenchyme de la glande, indiquent bien une inflammation scléreuse, mais ne renseignent point sur son origine. Il est plus naturel de voir là une propagation de la péritonite analogue à la sclérose pulmonaire consécutive aux pleurésies anciennes (2) que de recourir à l'hypothèse d'un trouble circulatoire constant. La disposition même de ces aiguilles fibreuses montre qu'elles partent du péritoine et gagnent de proche en proche le parenchyme. A la coupe, on aperçoit à la surface une couche fibroïde épaisse parfois de plus d'un centimètre. La compression des canaux biliaires, notée moins souvent, se voit cependant (on sait que le cancer squirrheux des voies biliaires, accompagné de péritonite, n'est pas absolument rare). Elle est l'origine d'un ictère par rétention, symptôme rare qui ne peut qu'embarrasser le diagnostic.

§ II. — *Péritonites spécifiques tuberculeuses ou cancéreuses.*

Jusqu'à présent nous ne nous sommes occupé que des lésions propres à la péritonite chronique simple. Nous devons maintenant dire un mot des péritonites tuberculeuses et cancéreuses.

(1) Traité des maladies du foie, p. 353.
(2) Cours de M. Charcot, 1877.

Le tubercule se présente dans le péritoine comme dans le poumon et dans la plèvre ; il évolue de la même manière et vient de la même source. La question, du reste, est encore à l'étude ; pour peu de temps peut-être, car M. Grancher, dont les travaux sont connus de tous, est sur le point de publier un nouveau mémoire destiné à compléter ses recherches antérieures.

Le problème de l'origine n'est pas seul irrésolu. Quelquefois la distinction microscopique du cancer, du tubercule et des produits de l'inflammation simple présente des difficultés sérieuses ; c'est que dans les trois cas on trouve, à une certaine période, des granulations provenant toutes de la cellule embryonnaire. Les distinctions admises par les uns sont rejetées par les autres. On s'est occupé, avec raison, de tous les éléments qui peuvent rapprocher de la solution.

Les tubercules pédiculés analogues à ceux des gros herbivores (pommelière des ruminants) ont été décrits minutieusement, et leur étude a donné lieu à de nouvelles interprétations (Hérard et Cornil, Peter, Villemin, etc.). Dans ces circonstances, M. le professeur Charcot et son élève, mon ami Gombault, ont eu l'ingénieuse idée d'accorder plus d'attention qu'on ne l'avait fait jusqu'ici à des organes microscopiques signalés par M. Bouvier dans son *Etude sur la formation des vaisseaux du mésentère.* Ce serait dans les altérations accidentelles ou diathésiques de ces petits corps qu'il faudrait chercher la raison d'être de la différence des péritonites accompagnées de granulations, ainsi que l'origine des fausses membranes. Voici, telle à peu près que nous la devons à l'extrême obligeance de Gombault, l'exposition succincte de cette théorie :

« On trouve à la surface du péritoine des appendices microscopiques dont la forme varie suivant les espèces animales. Ils sont formés généralement d'une gangue conjonctive qui paraît en relation directe avec le stroma dont ils seraient une expansion. Recouverts d'une ou de plusieurs couches de cellules arrondies, sur la nature desquelles les histologistes ne sont pas encore fixés, et qui appartiendraient, d'après Klein, à l'endothélium de la séreuse en voie de prolifération, ces appendices paraissent en rapport direct avec les développements du péritoine, avec son système lymphatique interstitiel, de telle façon qu'il prendrait une part active à l'absorption. Il est généralement admis que celle-ci se fait par deux voies : l'une, pour la séreuse péritonéale en rapport avec la circulation lymphatique interstitielle : ce seraient les lymphatiques dont nous nous occupons en ce moment; l'autre, en communication avec les capillaires, et formant les *puits lymphatiques* (bouches absorbantes de Recklingshausen). Chez l'animal adulte ces organes persistent, seulement leur structure est modifiée et leurs fonctions cessent d'être actives.

Les modifications qu'ils subissent dans leur structure consistent dans la transformation de leurs éléments en cellules adipeuses. Qu'une irritation vienne à toucher le péritoine, ces éléments tendent à revenir à l'état embryonnaire en même temps que la surface péritonéale irritée donne naissance à de nouveaux appendices de même nature. Il en résulte qu'elle est parsemée de granulations nombreuses simples ou pédiculées.

Ces *granulations embryonnaires* semblent donc être un des modes les plus habituels de formation des adhérences dans les séreuses.

Si au lieu d'être simple la cause irritative est diathésique, les granulations ne s'en développent pas moins et prendront le cachet de la cause spécifique, comme dans la tuberculose et le cancer. »

Cette heureuse application des progrès de l'histologie normale à l'explication des lésions pathologiques n'est pas la seule que nous devions enregistrer ici. La coïncidence de la pleurésie avec la péritonite chronique, dont nous signalions la fréquence, et que M. Millard, d'après son expérience, regarde comme constante, a reçu son explication. Au commencement du siècle on aurait vu là une sympathie des séreuses, M. Coyne a trouvé une cause moins métaphysique.

Déjà, en 1873, M. Debove avait vu que la propagation d'une lésion pleurale au péritoine se fait par les lymphathiques du diaphragme. M. Coyne a été plus précis encore, il a indiqué par quel point se fait en sens inverse la transmission d'une phlegmasie lente du péritoine à la plèvre. « Un examen attentif du centre phrénique du diaphragme m'a toujours permis de reconnaître dans les cas de ce genre l'existence d'une lymphangite ; » et plus loin : « C'est une lymphangite purulente, une lymphangite cancéreuse qui amène le développement des pleurésies et des péricardites purulentes ou cancéreuses. »

La pleurésie et les rétrécissements constituent les deux complications les plus graves et les plus fréquentes que l'on puisse mettre sur le fait de la péritonite chronique ; il ne faut point oublier cependant la perforation intestinale ; il est bien prouvé qu'elle peut se faire du péritoine vers l'intestin. M. le Dr Hanot nous a dit avoir vu récemment une granulation à large base qu'il croit être de nature inflammatoire (elle était entourée d'un cercle vasculaire et ne présentait aucune dégénérescence à son centre), qui avait déterminé par compression une ulcération secondaire et comme taillée à l'emporte-pièce sur la paroi intestinale : la perforation fût restée béante si la granulation n'eût pas servi d'opercule.

Dans l'observation de M. Ferrand, l'ulcération avait

marché également du péritoine vers la muqueuse ; elle se présentait sous forme d'un petit cône à base externe. Deux ulcérations circonvoisines n'avaient pas traversé la muqueuse. Au lieu d'une perforation intestinale, on peut rencontrer une perforation de la paroi, le plus souvent au niveau de l'ombilic.

Chez le malade de M. Lasègue, qui n'avait qu'une péritonite chronique idiopathique, le pus se fit jour par cette voie. La malade observée par Teinturier, dans le service de M. Velpeau, eut dans le cours d'une péritonite une perforation simultanée de l'intestin hernié et de la paroi abdominale ; il se forma un anus contre nature dans l'aine (1).

A côté des complications, nous devrions nécessairement ranger les cas bizarres dans lesquels la péritonite est cancéreuse et s'est montrée chez un individu ayant des tubercules dans les poumons. Les lésions de chaque ordre conservent leur caractère ; la combinaisons des deux diathèses, qui aujourd'hui n'est plus en question, n'a d'autre effet que d'accélérer la marche de la cachexie.

(1) Soc. anat., 1867.

CHAPITRE V.

§ 1. *Reconnaître la péritonite chronique.*

Le diagnostic des affections abdominales, avec ses causes
d'erreurs tojours nouvelles, est resté, malgré les efforts de
tous les temps, une des plus grandes difficultés de la clinique. Il existe entre les organes de cette cavité des con-
nexions tellement étroites que le trouble d'un seul retentit
presque immédiatement sur les autres. Tous concourent à
à la même fonction; ils se touchent et sont enveloppés
dans une séreuse commune. Cette solidarité anatomique et
physiologique crée des difficultés de diagnostic souvent
insurmontables : le péritoine est-il primitivement atteint
ou le processus morbide s'est-il propagé de l'organe à son
enveloppe? Aucun signe pris isolément n'a de valeur pathognomonique, et c'est à peine si leur ensemble permet de se
prononcer d'une façon catégorique. Lorsque, dans les circonstances ordinaires, les faits sont si obscurs et d'une
interprétation si difficile, on ne peut songer qu'en second
lieu aux raretés.

« Ce qui me tient surtout à cœur, disait Grisolle, c'est de
ne point me tromper dans les cas simples. »

Nous savons déjà quel aspect présente la péritonite chronique ; nous avons étudié successivement la douleur, les
changement de forme, de consistance, de sonorité, enfin la
valeur des troubles gastro-intestinaux et surtout de la
pleurésie intercurrente. Nous n'avons rien trouvé qui
puisse nous permettre de reconnaître la maladie à son

début. Ce qui attire l'attention, c'est de la diarrhée et du tympanisme : deux phénomènes d'entérite ou de simple irritation intestinale. Il n'y a guère que la rénitence et la douleur superficielle qui fassent présumer que le péritoine soit intéressé. Plus tard, lorsque les accidents se sont accentués, tous présentent une réelle valeur : la rénitence, le cloisonnement du ventre et surtout l'inflammation pleurale.

La cirrhose, celle de toutes les affections abdominales que l'on peut le plus facilement confondre avec la péritonite chronique (car nous ne parlons pas ici de l'ascite essentielle dont l'existence est problématique), ne présente aucun de ces signes. Elle s'accompagne d'un ascite sans cloisonnement, sans irrégularité dans la fluctuation et sans rénitence. Lorsque le malade se déplace, le liquide, obéissant aux lois de la pesanteur, afflue vers les parties déclives. Rien de semblable dans la péritonite chronique : l'épanchement, moins abondant, ne se déplace que *lentement, péniblement*. La fluctuation est *limitée*. La cirrhose ne retentit point sur la plèvre; le liquide que l'on peut y rencontrer vient de l'hydrothorax qui accompagne l'anasarque cachectique de la dernière période.

On trouve de plus dans la cirrhose plusieurs particularités étrangères à la péritonite : la diminution de volume, l'état granité du foie, l'hypertrophie de la rate, la coloration briquetée des urines.

Ces symptômes, même isolés, ont certainement une grande valeur. Mais souvent le foie, refoulé dans la poitrine par l'épanchement, ne peut être ni senti, ni limité, et la matité splénique se confond avec celle de l'ascite. Il est vrai que la ponction lève une partie des doutes.

Un dernier renseignement nous est fourni par les circonstances étiologiques qui ont précédé le développement de la maladie.

La cirrhose a pour cause ordinaire l'alcoolisme, la syphilis et les fièvres palustres. Dans la péritonite chronique ces trois états n'agissent ordinairement que par la débilitation qu'ils produisent; toutefois il faut tenir compte des exemples, rares à la vérité, de péritonite chronique alcoolique et syphilitique; mais nous trouvons une cause prédisposante, dont l'action est bien autrement fréquente, c'est la tuberculose. Il ne faut donc jamais négliger de la rechercher dans les antécédents héréditaires ou individuels, dans l'habitus extérieur, dans l'état des poumons, des organes génitaux ou même du tube digestif.

Le cancer, cette autre diathèse accompagnée quelquefois de péritonite chronique, sera plus difficile à découvrir. C'est surtout l'état local et l'examen du liquide obtenu par la paracentèse qui permettront de distinguer la péritonite cancéreuse de la cirrhose.

Malgré toutes les précautions et la valeur des signes précédents, il est bien difficile d'éviter une erreur quand la péritonite et la cirrhose viennent à se combiner. Les travaux de Bright, de Frerichs, nous ont montré que la chose est possible; nous en avons été témoin nous-même. On ne peut se prononcer que si l'on a vu le malade de bonne heure, avant l'arrivée de la complication. Celle-ci, en effet, annihile la plupart des signes fournis par la forme, la consistance et la marche de l'épanchement. Elle produit des adhérences, des cloisonnements et des frottements. Chez un de nos malades atteint manifestement de cirrhose, un endolorissement à la pression, une rénitence exagérée et peu en rapport avec le volume du ventre, les déplacements difficiles du liquide firent songer à une complication péritonéale; la ponction qui donna issue à un liquide fibrineux, l'affaissement incomplet et irrégulier de l'abdomen permirent à M. Millard d'affirmer la coïncidence des deux affections.

Chez d'autres individus les symptômes s'enchevêtrent de manière telle qu'il est impossible de rien décider. Nous avons observé des cas dans lesquels on diagnostiqua une péritonite chronique. M. le Dr Rendu nous en a communiqué deux qui furent pris pour des cirrhoses simples.

Les complications péritonéales que nous venons de noter peuvent se présenter également dans le mal de Bright. Elles passent inaperçues plus souvent peut-être que dans la cirrhose, car on songe moins à les rechercher. Ce point a cependant son importance parce que la péritonite cancéreuse peut s'accompagner d'anasarque avec ou sans albuminurie (cancer latent). Le diagnostic ne peut guère être fait que par la quantité d'albumine et la présence de cylindres colloïdes ou granuleux dans l'urine, sans parler des phénomènes cardiaques ou des manifestations urémiques.

Le diagnostic avec les kystes de l'ovaire est ordinairement facile ; il est basé sur le développement de la tumeur qui, partant d'une des fosses iliaques, s'élève graduellement vers l'ombilic ; sur la forme globuleuse, sur la position des anses intestinales, sur l'état général pendant longtemps satisfaisant. « Quand la santé d'une femme affectée depuis longtemps d'hydropisie abdominale se conserve bonne, il s'agit presque toujours d'une hydropisie de l'ovaire. » (Velpeau.)

Parfois, les difficultés s'accumulent au point de rendre le diagnostic impossible : c'est ainsi que dans un cas rapporté par Steinbrück on fit la confusion et on traita une péritonite chronique simple par la gastrotomie. Chez une autre malade, on crut à une grossesse et on pratiqua l'opération césarienne (obs. de Thouret). Nous avons vu deux faits à peu près analogues : dans le premier, des phénomènes de péritonite subaïgue, des symptômes suspects du côté de l'appareil respiratoire firent penser à mon cher maître M. le professeur Guyon qu'il y avait une péritonite chronique d'emblée.

Lorsque M. Millard vit la malade, les phénomènes pulmonaires avaient disparu, l'état général était devenu meilleur; il pratiqua la paracentèse abdominale et l'analyse chimique du liquide faite par M. Méhu permit d'affirmer que c'était un kyste ovarique. Dans l'autre cas semblable, la marche trompa le premier médecin qui vit la malade. Ce qui expliquait le mieux l'erreur, c'était la présence d'une plaque dure et rénitente dans l'hypochondre droit. Cependant les signes essentiels de la péritonite chronique faisaient défaut: il n'y avait pas d'adhérence et pas de pleurésie. M. Millard diagnostiqua un gros kyste de l'ovaire surmonté d'un autre plus petit, et l'opération démontra qu'il avait eu raison.

Chez d'autres individus en état de cachexie avancée, on a pu prendre pour une tumeur de l'estomac ou du pancréas la saillie bosselée que formait l'épiploon rétracté. Ce fut en apportant une grande attention à l'examen qu'on put éviter une telle erreur au sujet de l'affection relatée dans l'observation XXI. La tumeur avait suivi une marche qui rappelait plutôt celle du cancer et pourtant la malade guérit.

Les tumeurs ganglionnaires intra-abdominales sans péritonite concomitante ne donnent pas lieu à l'erreur; elles forment plusieurs masses profondes, dures et distinctes. Le diagnostic devient plus difficile lorsque la veine cave est comprimée. Si l'affection se développe chez un enfant, il y a de nombreuses probabilités en faveur du carreau. On ne peut décider la chose que par l'état général qui reste longtemps favorable, par la régularité de l'ascite et l'absence de pleurésie.

Les symptômes de l'adénie ou de la leucémie sont rarement limités aux ganglions de l'abdomen, de sorte que les troubles respiratoires dus à la compression des grosses bronches par les ganglions voisins, la présence de tumeurs à l'aisselle, à l'aine et surtout au cou donnent des renseignements décisifs.

Au chapitre des cas embarrassants nous devons mentionner les gros kystes comparables à celui qu'on trouve dessiné dans un ouvrage de Bright (1). M. Bouilly a présenté un cas semblable à la Société anatomique il y a deux ans et nous en rapportons nous-même un exemple.

A l'autopsie du malade de M. Bouilly, on crut, à un premier examen, qu'il s'agissait simplement d'une péritonite chronique. Dans notre cas, il y avait en même temps deux kystes, l'un à la convexité du foie ; l'autre, très-volumineux, occupait la plus grande partie de l'abdomen et était accompagné d'une ascite cloisonnée par des adhérences. Pendant la vie, tout portait à croire qu'il s'agissait d'une péritonite chronique accompagnée de sa complication habituelle, la pleurésie (obs. XVI). Ici, comme dans la cirrhose, la péritonite chronique peut donc exister à titre de complication et devenir une source d'erreur contre laquelle le clinicien devra se prémunir.

§ 2. *Reconnaître la nature de la péritonite chronique.*

La difficulté de ce diagnostic tient en grande partie à ce que nous ne possédons encore qu'un très-petit nombre d'exemples probants de péritonite chronique simple ; de plus, dans bien des cas, la maladie n'ayant été reconnue qu'à l'autopsie, après avoir été confondue avec d'autres affections ou même avec ses propres complications, les observations sont pauvres en renseignements cliniques.

(1) On abdominal tumours

La péritonite chronique généralisée qui survient à la suite d'une affection antérieure des viscères abdominaux est ordinairement simple, même quand la maladie primitive est cancéreuse.

A la suite d'un ulcère rond de l'estomac, nous avons vu une péritonite chronique partir du point malade et gagner toute la séreuse. Rees Owen avait déjà rapporté un cas analogue (1). Cette complication s'annonce par une douleur locale superficielle nettement distincte de celle de l'affection gastrique, un météorisme limité et enfin de l'épanchement.

La *transformation purulente* de l'exsudat complique le diagnostic et fait ressembler davantage encore la péritonite chronique simple à la péritonite tuberculeuse ; mais on doit remarquer que les symptômes inflammatoires se localisent mieux ; que l'œdème de la paroi est dans bien des cas plus limité. Les phénomènes généraux et surtout la fièvre annoncent plutôt une inflammation', au moins au début, qu'une des phlegmasies torpides de la tuberculose. L'état général reste bon, malgré la durée souvent fort longue de la suppuration (cas de M. Lasègue, observ. personnelle n° XIX).

Enfin, il est impossible de trouver les traces d'une diathèse dans les antécédents héréditaires ou personnels de l'individu ; les poumons sont sains et il n'y a rien dans les ganglions lymphatiques, rien dans les organes génitaux. Quand une péritonite chronique se présente dans ces conditions, on peut non sans raison la croire idiopathique et parfois la rattacher à l'alcoolisme et à la syphilis. Une tuméfaction du foie et de la rate pourrait faire incliner

---

(1) Case of chronic ulcer of the stomach leading to cancerous disease of the peritoneum and ascits with obstruction of rectum by a sharp band in its couse. Med. Times and Gaz., Ap. 24, 1869.

Tapret.   5

vers cette dernière hypothèse; des pituites, des tremble-
ments des mains, etc., feront songer au contraire à l'alcoolisme.

La péritonite tuberculeuse produit des accidents locaux
d'une manière un peu différente. Dès son début, elle ne
donne qu'un peu d'ascite; les cas dans lesquels l'épanchement persiste longtemps à l'état isolé sont exceptionnels.
Le cloisonnement devient sensible au bout de peu de
temps, de même que le gâteau épiploïque; les accidents
péri-ombilicaux sont plus fréquents. Ils ne vont pas jusqu'à la tuméfaction et l'inflammation vraie, mais ils consistent surtout en une douleur fixe et limitée. L'orchite
chronique est manifeste dans d'autres cas.

Ajoutons à cela le *cachet particulier* que la diathèse imprime au malade ou les traces qu'elle a laissées à la suite
d'une localisation antérieure. « Diarrhées continuelles,
sueurs intarissables, peau se desquamant ou se couvrant
de crasse, cheveux tombants, pâleur mate du visage qui
fait ressortir la saillie des pommettes, accès de fièvre hectique se succédant avec une regularité désespérante, » tel
est le portrait que M. Maurice Raynaud trace du tuberculeux arrivé à la cachexie.

Le cancéreux, toujours d'après le même auteur, se reconnaît à une couleur jaune-paille qui, d'abord visible au
pourtour du nez et des lèvres, finit par envahir toute la
surface tégumentaire; à cela se joint l'extrême souffrance,
l'abattement prodigieux des forces, le caractère lancinant
des douleurs, le trouble prématuré des fonctions digestives.
L'émaciation porte sur tous les tissus à la fois, à tel point
que l'on voit chez les cancéreux les os raréfiés se fracturer
par un simple mouvement dans le lit.

Ces deux tableaux, tracés de main de maître, résument

(1) Article Cachexie. In Dict. encyclop. des sciences médicales.

les renseignements que donne la cachexie pour le diagnostic des *péritonites diathésiques*.

D'autres également importants sont fournis par la *marche* et les *caractères* de l'*épanchement*. Dès qu'il est abondant, il oblige à pratiquer la paracentèse de bonne heure, et presque toujours dans le cancer il a une *coloration groseille* tout à fait différente de la teinte rosée des liquides au milieu desquels un peu de sang vient d'être dilué. Dans les cas les plus favorables, on trouve au microscope les éléments carastéristiques.

De plus, le cancer est apyrétique ; il semble que l'influence essentiellement dépressive de la diathèse réprime les mouvements fébriles qui accompagnent ordinairement les accidents péritonéaux. On sait qu'il affecte de préférence les vieillards, qu'il peut se propager aux ganglions externes et surtout à ceux de l'aine (Chomel) ; enfin, s'il est superficiel et limité, on le sent facilement par la palpation. On a dit quelquefois que la douleur de la péritonite cancéreuse avait un caractère spécial. « Cette douleur, dit Petrasu, est plus vive que dans la péritonite tuberculeuse et prend plus particulièrement le caractère lancinant. » Nous avons pu dans quelques cas vérifier la justesse de cette assertion. (Obs. XX).

En résumé :

La péritonite chronique simple effraye par ses manifestations locales et peut-être plus encore par les complications que celles-ci préparent ou éveillent ; la péritonite tuberculeuse par ses soubresauts et sa cachexie fébrile ; la péritonite cancéreuse par l'affaissement général qu'elle amène, malgré le peu d'intensité des manifestations locales.

CHAPITRE VI

Le traitement de la péritonite chronique est général ou local.

Nous ne nous arrêterons pas à rappeler les ressources thérapeutiques si précaires dont on dispose contre les diathèses tuberculeuse ou cancéreuse; les reconstituants et les toniques figurent en première ligne. Mais fort souvent on se heurtera contre une impossibilité lorsque l'appareil digestif refusera son concours. Toute la sollicitude du médecin devra donc tendre à relever l'appétit et à combattre les plus légères manifestations gastro-intestinales, telles que la diarrhée et la constipation.

Les aliments semi-solides, le lait, la viande hachée et débarrassée de ses parties fibreuses, avec de l'eau albumineuse pour boisson, répondent le mieux à ces indications.

Si les médicaments dits fondants, tels que mercuriaux, iodure de potassium, etc., restent le plus souvent sans effet, les révulsifs, vésicatoires, teinture d'iode, paraissent exercer une action favorable lorsqu'ils sont employés avec persévérance. Les injections intra-péritonéales de vin chaud, de teinture d'iode (Dordy), le drainage (Lasègue), pourront être utiles dans certains cas de péritonite suppurée.

L'opium paraît avoir réussi entre les mains de Malvagni, et il est toujours indiqué contre les symptômes, douleur et diarrhée. D'autre part, les luxatifs répétés ont paru, dans les conditions opposées, donner de bons résultats.

L'association de ces deux moyens est souvent la seule manière d'assurer le fonctionnement régulier du tube digestif. Enfin, dès que l'épanchement ascitique par son abondance gêne la circulation intestinale et entrave la respiration, on doit sans hésiter recourir à la ponction ; car souvent l'évacuation du liquide est suivie d'une amélioration notable et jamais nous n'avons eu à constater aucun accident.

OBSERVATIONS

Observation I (personnelle).

Alcoolisme. — Troubles gastriques. — Ascite et cloisonnement de la cavité péritonéale. — Dilatation veineuse des parois abdominales peu marquée. — Pas
de douleur. — Pleurésie sèche. — Amaigrissement rapide. — Rétraction du
ventre. — Sensation de douleur au-dessous de l'estomac. — Disparition graduelle d'une partie des symptômes. — Guérison. — Diagnostic : *Péritonite
chronique d'emblée.*

Tourteaux (André), 59 ans, sellier. Entré le 6 janvier 1877, salle
Beaujon, lit n° 16, service de M. le Dr Millard.

Pas d'antécédents diathésiques ; il n'a jamais été sérieusement malade. Varioloïde il y a une dizaine d'années.

Il fait depuis longtemps de grands excès alcooliques. Il a bu jusqu'à
120 litres en 15 jours : « Je ne pouvais, dit-il, faire passer ma pituite
qu'en buvant. »

Depuis 15 mois, l'appétit a progressivement diminué ; les nausées,
les régurgitations, les vomissements sont survenus et maintenant il
vomit tout ce qu'il prend.

On lui conseilla la bière et le lait ; les vomissements s'arrêtèrent, il
put continuer à travailler ; « mais comme ça ne donnait pas de bras,
j'ai dû reprendre le vin. » Les vomissements recommencèrent.

Il y a quatre mois qu'il ne travaille plus et qu'il s'est aperçu qu'il
maigrissait beaucoup et que son ventre grossissait. Dès lors, il ne vomit plus que par intervalles ; son état l'inquiéta peu jusqu'au jour où
il vit ses pieds enfler. L'œdème gagna rapidement les jambes, les cuisses et les bourses.

Le 6 janvier, il entre à l'hôpital.

Etat du malade à l'entrée. — Amaigrissement très-accusé, joues
creuses, pommettes saillantes, teint bistré, muscles du cou apparents
et tendus, saillie des côtes et du sternum, élargissement de la base de
la poitrine.

Ventre volumineux, peau tendue, luisante, amincie. Dilatation veineuse déjà assez prononcée. Rénitence partout. Dureté. Pas de bosse-
lure.

Sensation de flot des plus évidentes à courte distance. Matité plus
marquée dans la portion sus-ombilicale que sous-ombilicale. Dans les

deux fosses iliaques, bruits hydroaériques nettement caractérisés. A droite, il existe même de la sonorité qui ne diminue pas lorsque le malade est assis ou couché de ce côté. (Le liquide n'est donc pas libre dans la cavité abdominale.)

Pas ds frottement, pas de cris intestinaux.

> Circonférence sus-ombilicale, 93
> — ombilicale, 89
> — sous-ombilicale, 84

L'estomac est dilaté. Glouglou très-manifeste.

Le foie paraît petit (la matité ascitique et la tension du ventre rendent l'exploration du foie et de la rate difficile. ·

Ces deux viscères peuvent être refoulés en haut, car du côté droit de la poitrine la matité occupe la moitié inférieure du thorax, et à gauche le tiers inférieur; mais il paraît y avoir aussi un peu de pleurésie sèche, car la respiration en ce point s'entend à peine et le murmure vésiculaire est présque entièrement masqué par des râles à grosses bulles très-superficiels et assez nombreux. Ni souffle, ni égophonie. Les vibrations thoraciques paraissent diminuées.

Il n'existe aucun signe d'altération des sommets. La respiration est peut-être un peu forte et rude, mais il faut tenir compte de la maigreur du sujet.

Rien au cœur. Le pouls est un peu faible, mais régulier et non dépressible.

L'œdème des membres inférieurs est considérable, et déjà dans la moitié inférieure de la zone sous-ombilicale des parois abdominales, le stéthoscope laisse une empreinte en forme de rigole circulaire.

M. Millard porta le diagnostic : *péritonite chronique d'emblée*, peut-être de nature carcinomateuse. Plusieurs médecins avaient cru à une *cirrhose alcoolique*.

Demi régime lacté. Pas de vin.

Poids : 49 kilogrammes.

15 janvier. L'amaigrissement est progressif et rapide, et cependant les digestions sont meilleures. Le ventre augmente toujours. La peau est sèche et terreuse. Pas de trouble de la miction. Les urines paraissent normales. Pas d'hémorrhoïdes. Jamais de pertes de sang.

Le 25. La matité à la base gauche a notablement augmenté. Respiration nulle. Souffle léger.

1er février. Le malade a perdu 3 kilogrammes depuis son entrée.

La ponction est décidée pour le lendemain; mais comme le malade se sent mieux (ce n'est pas la peur de la ponction qui le lui fait dire, puisqu'il ne sait rien), il demande à manger. Le ventre s'est un peu affaissé, il est moins rénitent. Matité absolue à la partie supérieure, aussi bien sur la ligne médiane que sur les côtés. Bruits tympaniques au niveau de la vessie et des fosses iliaques. Le déplacement du malade n'amène pas de déplacement du liquide, sensation de flot à courte distance. Et cependant le malade a augmenté d'un kilogramme dans cette dernière quinzaine.

À partir de ce moment, la rétractation du ventre est rapide.

Il tousse de temps en temps, crache quelquefois abondamment et ne se plaint que d'une sensation de froid fort désagréable. Émaciation extrème; il a la peau collée sur les os.

Le 19. L'œdème des membres a complétement disparu.

La matité de la base droite n'existe plus. A gauche, elle a diminué d'étendue. Quelque râles sibilants sont disséminés dans la poitrine. Le malade a rendu pendant la nuit une assez grande quantité de mucosités aérées. La respiration s'entend jusqu'en bas, même à gauche. Il se plaint de quelques renvois lorsqu'il est couché sur le dos. Pas de dilatation stomacale.

1er mars. La maigreur a fait de nouveaux progrès. Poids : 44 kilogrammes. Il est vrai qu'il n'existe pour ainsi dire plus d'épanchement dans l'abdomen.

La peau est fendillée, squameuse, ichtyosique.

On sent au-dessus de l'ombilic, dans une étendue de quatre centimètres et de dix centimètres en longueur, une dureté légèrement grenue qui ne peut être produite par l'épiploon ratatiné.

Le malade va à la campagne encore très-amaigri, mais il a repris 3 kilogrammes en trois semaines.

Nous avons eu de ses nouvelles trois mois après. Il travaille et recommence à boire. Son ventre est fortement rétracté. Il se plaint de constipation opiniâtre. L'appétit est bon.

OBSERVATION II. (Personnelle).

Tuméfaction lente et insidieuse de l'abdomen. — Cloisonnement de la cavité péritonéale. — Intermittence des cris intestinaux. — Crachats muqueux assez abondants. — Rien aux sommets des poumons. — Appétit capricieux. — Emaciation. — Sensation de froid très-pénible. — Autopsie. — *Pleurésie. — Cirrhose atrophique — Péritonite chronique*, — Rétraction de l'épiploon simulant une tumeur. — Fausses membranes récentes et anciennes.

Vergnaud, (Mathieu), 56 ans, maçon, entré le 26 février 1877, salle Beaujon, n° 5, service de M. Millard.

Le malade n'a jamais connu ses parents. Son hygiène a laissé beaucoup à désirer ; il a commencé très-jeune le métier de maçon et a fait quelques excès alcooliques.

Il se rappelle avoir eu la rougeole en 1838 et la fièvre typhoïde en 1858. Jamais de maladie vénérienne, jamais de rhumatismes.

Cet homme était robuste, se portait bien ; mais se fatiguait beaucoup,

Depuis trois mois et demi environ, il avait souvent après ses repas une sensation de gêne, de tension abdominale. Mettant ces symptômes sur le compte de la nourriture qu'il prenait, il changea de restaurant et bientôt il put se convaincre qu'il était réellement malade. Souvent alors il cherchait s'il n'avait pas de grosseur dans le ventre. Insensiblement l'abdomen se développa et le malade s'aperçut qu'il ne pouvait plus ni boutonner son pantalon, ni se baisser pour prendre ses outils.

Mais à mesure que le ventre gonflait, la figure et les membres s'amaigrissaient bien que l'appétit fût à peu près conservé. Pour combattre sa constipation il se purgea à plusieurs reprises; il continua à travailler jusqu'au 3 février. — A ce moment il était très-oppressé et toussait un peu.

C'est alors qu'il vint à l'hôpital.

Etat actuel — Amaigrissement assez marqué; teinte anémique des téguments. Le ventre est gros et paraît surtout développé à gauche ; les veines sous-cutanées sont dilatées. On constate de la matité dans la moitié inférieure de l'abdomen excepté dans la fosse iliaque droite où il existe un bruit hydroaérique très-accusé. La matité remonte à gauche jusqu'aux dernières fausses côtes. On n'a la sensation de flot qu'en plaçant très-près l'une de l'autre les mains qui explorent. Lorsqu'on fait tourner le malade à droite et à gauche on remarque que le liquide ascitique se déplace inégalement et ne gagne que très-lentement les parties déclives.

Le foie paraît petit.

Rien au cœur.

Rien au testicule, ni à la prostate.

Dans la moitié inférieure gauche de la poitrine existe de la matité et un affaiblissement très-considérable des vibrations thoraciques et de la respiration; pas d'égophonie, pas de souffle. — A droite, il n'y a que de la submatité et des râles humides fins (congestion probable).

Aucun signe de tuberculose aux sommets.

Traitement : Huile de ricin, 20 grammes. Teinture d'iode sur le ventre.

La purgation l'a fait un peu vomir; néanmoins il a eu plusieurs selles qui l'ont beaucoup soulagé.

Examen de l'abdomen : Rénitence uniforme.

1° *Position horizontale :* ligne médiane : sonorité à l'épigastre, matité à l'hypogastre; côté gauche : matité dans tout l'hypochondre, submatité dans la fosse iliaque, bruit hydroaérique au-dessus de l'arcade de Fallope ; côté droit : sonorité tympanique dans l'hypochondre, bruit hydroaérique dans la fosse iliaque.

2° *Décubitus latéral droit :* côté gauche : sonorité en haut, submatité en bas; côté gauche : matité absolue en haut, submatité persistante en bas.

3° *Décubitus latéral gauche :* côté gauche: sonorité un·peu au-dessous des fausses côtes, en haut; matité absolue en bas, excepté au-dessus de l'arcade de Fallope; côté droit : sonorité en haut, submatité persistante en bas.

Il existe évidemment du cloisonnement de la cavité péritonéale.

9 *Février*. — Constipation, — météorisme.

A droite de l'ombilic on voit se dessiner transversalement une anse intestinale distendue par des gaz. Dans toute la zone correspondante on constate de la sonorité; au-dessus et au-dessous d'elle la matité est complète.

La pression brusque au niveau de la saillie de cette anse intestinale produit du gargouillement. Après deux ou trois secousses il arrive souvent que l'on n'entend plus rien et que la sonorité tympanique a fait place à un bruit hydroaérique peu marqué.

Traitement : 8 grammes de magnésie anglaise.

10 *Février*. — Le malade accuse une douleur au-dessus du mamelon gauche avec gêne de la respiration. Les signes fournis par la percussion n'ont point changé. Le murmure vésiculaire est nul dans le tiers inférieur de la poitrine, quelques craquements existent au-dessous de l'épine de l'omoplate dans une très-petite étendue.

A droite, mêmes râles de congestion.

Un peu de toux quinteuse la nuit dernière, et beaucoup d'agacement.

Le matin, il se plaint d'avoir le ventre sensible. La pression de la région ombilicale éveille une sensation de tiraillement douloureux qui s'irradie vers les flancs.

La magnésie a provoqué deux selles copieuses.

Le lendemain, le ventre paraît avoir augmenté; il fait toujours plus saillie à gauche.

On constate un peu de son tympanique au-dessous des fausses côtes et de l'appendice xyphoïde; cette sonorité descend plus bas à gauche qu'à droite.

Aucun changement ne s'est opéré dans les parties déclives.

Traitement: Orge miellé. — Sirop d'iodure de fer.

12 *Février,* — Les crachats contiennent quelques mucosités transparentes, aérées, légèrement striées de sang.

Selles diarrhéiques. — Diminution de la tension abdominale.

Traitement: Badigeonnage de teinture d'iode sur tout le ventre.

Jusqu'au 18 février l'amélioration paraissait vouloir commencer: le malade mangeait et dormait mieux. Le ventre était moins tendu et ne reprenait sa rénitence habituelle qu'au moment de la digestion.

Mais à partir de cette époque, il toussa davantage; l'expectoration de mucosités doubla, bien que les phénomènes stéthoscopiques ne variassent point.

Le ventre est tout à fait dur et tendu.

Un peu au-dessus de la fosse iliaque droite, il y a une zone sonore oblique en bas et en-dedans correspondant assez exactement au cæcum. Des pressions brusques et successives provoquent des cris intestinaux. Le tympanisme se transforme partout en bruit hydroaérique que nous avons déjà signalé à droite de l'ombilic.

Amaigrissement progressif et affaiblissement des forces. Le malade a diminué de 1 kilogramme en 8 jours. Pas de souffle, pas d'arhythmie cardiaque.

24 *Février*. — Ventre volumineux, rénitent, non étalé. Peau lisse et sèche, paraît amincie dans tous ses points. Pas de sensation de corps dur, même après avoir déplacé par une pression forte le liquide ascitique qui semble de moins en moins libre dans la cavité péritonéale. Cependant, lorsque le malade reste longtemps sur le même côté, le liquide finit par gagner les parties déclives, excepté toutefois la fosse iliaque droite : qu'il soit debout, assis ou couché, la sonorité persiste en ce point. Pendant un effort, on voit se dessiner les anses intestinales sous la paroi antérieure de l'abdomen ; ces saillies se forment au niveau des zones tympaniques.

Le malade ne peut manger beaucoup à la fois sans se sentir ballonné ; il est toujours plus à l'aise le matin.

Traitement : Vésicatoires sur le ventre.

28 *février*. — Le ventre a un peu diminué ; il semble que dans certaines régions la paroi antérieure soit épaissie. La peau est sèche et un peu chaude (matin, 37°,9 — soir 38°,6).

De chaque côté de l'ombilic, dans la région du pancréas, existe une plaque indurée, un peu irrégulière à gauche.

Traitement : Toujours régime lacté ; — diurétiques ; — purgatifs ; — badigeonnages de teinture d'iode alternant avec des applications de vésicatoires.

Du 28 février au 18 mars, le malade ne souffre pas ; il a encore un peu d'appétit. Son ventre a notablement diminué ; il éprouve toujours de la gêne après les repas et a un mouvement fébrile le soir. Lentement et progressivement l'émaciation s'accuse.

Le foie est petit. On ne sent à sa surface aucune granulation.

L'épanchement pleural gauche s'est résorbé. Un bruit de cuir neuf assez prononcé s'entend aux deux temps de la respiration. A droite, il semble qu'il existe toujours derrière cette submatité des râles et du frottement.

Un peu de constipation ; quelques renvois, jamais suivis de vomissements. — Urines claires et peu abondantes, ne contenant ni sang, ni albumine.

15 *mars*. — Le facies prend nettement le caractère abdominal; pommettes saillantes et rouges, peau pigmentée irrégulièrement sur un fond décoloré; joues creuses; globes oculaires enfoncés et paraissant déjà trop au large dans leurs orbites; nez pincé et saillant; masque légèrement ridé, exprimant l'anxiété, la crainte.

25 *mars*. — Œdème de la partie interne et postérieure des cuisses. Le malade peut encore se promener dans la salle sans trop de fatigue et même descendre au jardin. Il lui semble que s'il rendait des gaz il serait soulagé.

L'épanchement a de nouveau augmenté. La dilatation des veines abdominales n'est pas très-marquée.

27 *mars*. — La tension de son ventre le fatigue; la contraction des parois éveille un peu de sensibilité diffuse dans la portion sous-ombilicale.

Il a diminué de près de 2 kilogr. par semaine depuis le 18 février.

Il se sent gêné de la respiration.

Pas d'ictère.

1 *avril*. — Pas de changement sensible; on ne constate plus d'élévation de température le soir depuis plusieurs jours; il est oppressé et transpire beaucoup; les phénomènes thoraciques restent stationnaires.

L'œdème a gagné le tronc.

5 *avril*. — Malaise, agacement général; bouffées de chaleur suivies de sensation de froid glacial. Il s'assied sur son lit en faisant quelques efforts pour vomir et tombe brusquement sur le côté.

Lorsque le veilleur arrive, Vergnaud était mort.

Autopsie : Cerveau. — Anémie, pas d'embolie.

Poumons. — Adhérences anciennes et récentes aux deux bases. — *A gauche*, il existe encore tout-à-fait à la base quelques cuillerées de liquide séreux infiltré dans les fausses membranes qui unissent le poumon au diaphragme. Il n'y a de tubercules en aucun point du poumon. Un liquide spumeux et rouillé très-abondant s'échappe à la surface des coupes du poumon.

Cœur. — Flasque; pas d'altération sensible des valvules et des orifices.

Abdomen. — Adhérences fortes et nombreuses entre le foie et le diaphragme. Beaucoup de liquide clair et assez fortement coloré en jaune.

Foie granuleux atrophié (cirrhose classique).

L'épiploon ratatiné forme une masse dure et irrégulière au niveau du côlon transverse. Cette masse correspond à ce que nous avons senti pendant la vie à un moment donné lorsque le ventre était moins tendu.

Côlon descendant distendu par des gaz, plié en V, adhère à l'ombilic par son sommet, et à la paroi par ses deux branches.

Cæcum très-fortement météorisé; adhère à la paroi antéro-latérale par une forte bride et au mésentère par des filaments fibreux et résistants. Entre la paroi abdominale et la paroi cæcale existe une sorte de fausse membrane transparente et mince qui fait agglutiner pour ainsi dire les deux feuillets peritonéaux. — A la surface du mésentère on remarque de petites élevures transparentes qui au microscope ont une apparence fibroïde vasculaire à leur surface et ne sont pas dégénérées au centre. — L'S iliaque est aussi réuni à la paroi abdominale par une lame fibreuse qui vient prendre insertion à la fossette inguinale externe.

Rien dans les reins.

Rate petite et entourée d'une coque presque cartilagineuse.

Organes génitanx sains.

L'intestin grêle ratatiné ne mesure que 6 mètres ; muqueuse pâle ; follicules saillants, non altérés.

Observation III (Personnelle).

Pleurésie chronique droite, probablement tuberculeuse. — Rétraction considérable de ce côté de la poitrine. — Douleur de côté sourde, continue, exagérée par les mouvements et la pression. — Péritonite chronique. — Ventre en bateau. — Induration épiploïque au niveau du pancréas. — Epididymes volumineux et bosselés.

Biot (Charles), 49 ans, artiste ; entré le 5 mars 1877, salle Beaujon, lit. n° 3, service de M. Millard.

Ce malade n'a jamais fait d'excès. Assez souvent indisposé, il prenait depuis longtemps de grandes précautions. A part une fièvre muqueuse dans son enfance et plusieurs blennorrhagies légères, il ne fut jamais sérieusement malade. Depuis quelques années il se nourrit mal. Son père, sa mère, et un de ses frères sont morts de maladies de poitrine.

Il y a un mois environ il se sentit peu à peu gêné pour respirer ; en même temps le ventre commença à augmenter progressivement de volume. Le côté droit de la poitrine était très-douloureux. Il avait des coliques, des nausées, parfois même des vomissements. La constipation était extrême.

Bientôt il commença à tousser, la douleur de côté augmenta, elle devint très-intense au niveau du foie et s'irradiait du côté de l'épaule. Le moindre effort, un mouvement du bras l'exagérait ; il dut même cesser de jouer du violon. Pour atténuer autant que possible cette douleur, il se tenait incliné sur le côté droit.

Il dit avoir rendu à un moment donné des crachats fétides.

Il prit quelques tisanes, se purgea souvent.

Se sentant de plus en plus faible, il se décida à entrer à Beaujon.

Etat à son entrée : Homme très-amaigri et d'une faiblesse extrême ; son état l'inquiète beaucoup.

Il se tient incliné sur le côté droit et ne peut quitter cette position sans souffrir. Le thorax est fort rétracté de ce côté. Les mouvements respiratoires sont rapides et sans amplitude. Lorsqu'on presse sur la poitrine on provoque, en avant surtout, une douleur assez vive laissant après elle un endolorissement que le moindre mouvement exaspère. Pas trace d'œdème des parois. Dans toute la hauteur du côté droit de la poitrine on constate de la matité ; sous la clavicule seulement la sonorité est conservée. Partout où existe de la matité, la respiration est voilée. On entend quelques râles humides sous-crépitants disséminés, mais pas de souffle.

Le poumon gauche paraît sain et supplée (respiration sans rudesse, sans saccade) le poumon droit qui paraît emprisonné par une coque fibreuse et séparé de la paroi par une mince couche de liquide cloisonné par des fausses membranes. Le malade tousse peu et ne crache presque pas.

Au cœur, il n'y a ni modification du rhythme, ni altération des bruits.

Le ventre est fortement rétracté en bateau. La paroi paraît comme accolée à la colonne vertébrale et ne se laisse pas déprimer davantage. Il est difficile de sentir sous cette paroi si l'épiploon est enroulé.

Pas de tumeur appréciable en aucun point. On limite assez bien le bord antérieur du foie. La rate ne paraît pas volumineuse.

Insomnie. Appétit nul. Constipation opiniâtre. Depuis longtemps les pieds enflent le soir.

Diagnostic. — Pleurésie et péritonite chroniques suspectes.

On prescrit des badigeonnages de teinture d'iode. — Purgatifs, — tisane amère, — pilules de cynoglosse.

Le 20 mars. Malgré les vésicatoires et les purgatifs, rien dans l'état de la poitrine ne paraît modifié. Il va toujours s'affaiblissant, et depuis hier soir il souffre dans la jambe gauche. La pression sur le mollet détermine de la douleur.

Le lendemain, l'œdème dur, blanc et douloureux de toute la jambe gauche ne laisse aucun doute sur l'existence d'une phlegmatia.

On continue les toniques sous toutes les formes. La phlegmatia disparaît assez vite sans complications, et le malade demande à sortir.

Le jour de sa sortie, le 11 avril, il est à peu près dans la même situation que lorsqu'il est entré. Peut-être l'émaciation est-elle plus prononcée.

Plusieurs candidats au bureau central ont discuté la possibilité d'un cancer de la plèvre à cause de l'intensité de la douleur.

OBSERVATION IV (Personnelle).

Antécédents diathésiques nuls. — Vomito negro et dysentérie. — Accidents dyspeptiques. — Tuméfaction du ventre. — Sensation de tremblottements.— Pleurésie. — Hémorrhagie intestinale. — Evacuation de 4 litres de liquide. → Foie petit. — Pneumonie ultime. — Collapsus. — Autopsie. Adhérences pleurales ; cloisonnement complet de l'abdomen ; cirrhose atrophique. — Diagnostic. Cirrhose et péritonite chronique.

Loiseau (Henri), 32 ans, est entré le 7 août 1875 à l'Hôtel-Dieu, salle Sainte-Martine, n° 9, service de M. Frémy.

Cet homme n'a aucun antécédent diathésique dans sa famille. Son père et sa mère vivent encore et ses deux sœurs se portent bien.

Elevé à la campagne jusqu'à 20 ans, rien ne lui a manqué. Il n'eut aucun accident, ne fut jamais malade.

Il partit comme soldat. Au bout de deux mois, il eut une rougeole assez intense sans manifestations pulmonaires graves. Pendant toute la durée de l'expédition du Mexique il but beaucoup d'eau-de-vie ; il fut pris de vomito-negro à Puebla. Au retour, pendant la traversée, il eut une légère dysentérie.

Arrivé en France, il alla se refaire à la campagne et revint à Paris en très-bon état. Il entra comme garçon de recettes à la Banque. Pas d'accidents syphilitiques.

. Au bout de deux ou trois ans ses digestions se firent de moins en moins facilement. Au début ce n'était qu'un peu de pesanteur, plus tard ce fut de la véritable gastralgie avec ballonnement du ventre, renvois aigres et désagréables.

Il fut soulagé par la magnésie anglaise et le bismuth.

Mais l'appétit se perdit, la constipation devint habituelle. Il maigrit beaucoup.

On lui conseilla de retourner dans son pays pour suivre un régime lacté. Cette fois il ne se rétablit pas aussi complètement que la première fois. Le peu d'embonpoint qu'il avait gagné il le perdit vite à Paris.

Il commença à tousser et son ventre augmenta de volume.

Il entra à l'Hôtel-Dieu dans le service de M. Frémy (c'était au moment des vacances, nous faisions le service de notre collègue Poyet).

État du malade à son entrée le 18 août 1875 : Amaigrissement considérable, décoloration des téguments, œdème des jambes. Le ventre est excessivement développé. Il est globuleux et non élargi comme dans l'ascite ordinaire. Pas de saillie de l'ombilic. Les veines des parois abdominales sont très-développees ; il est impossible de reconnaître, et le malade ne peut nous donner des renseignements à ce sujet, si les veines ont commencé à se dilater de haut en bas ou de bas en haut.

La palpation du ventre donne dans tous les points une sensation de rénitence uniforme. Pas de plaques dures, pas de noyaux arrondis ou anguleux, pas de tumeur. On n'a pas nettement la sensation du flot, même lorsque les deux mains qui explorent sont très-rapprochées. Il existe seulement une sorte de tremblement général de la paroi qui se rapprocherait plutôt du frémissement hydatique. Il semble que l'on devrait avoir une sensation analogue si le ventre était distendu par une masse gélatineuse. Nous nous sommes assuré que nous ne pouvions être trompé ou par un œdème de la paroi abdominale ou par les muscles grands droits.

La pression du ventre détermine une douleur vague très-supportable qui, au dire du malade, a été beaucoup plus intense il y a quelques semaines au moment du gonflement rapide.

A la percussion, on a une matité très-nettement caractérisée dans toute l'étendue de l'abdomen. Au niveau de l'estomac on constate une sonorité tympanique qui ne dépasse guère le rebord des fausses côtes, Aussi est-il difficile de limiter exactement le foie et la rate. La matité du foie a sa hauteur normale et l'on ne peut sentir le bord antérieur. La rate, au contraire, paraît empiéter sur la cage thoracique. Elle est volumineuse ou entièrement refoulée au haut par le liquide abdominal.

Les mouvements respiratoires sont rapides et courts. Au sommet, aucun signe d'infiltration tuberculeuse.

Aux deux bases la sonorité est diminuée, des râles humides et peut-être quelques frottements existent dans toute la hauteur de cette zone de matité. Les battements du cœur sont assez faibles, avec quelques faux pas et quelques irrégularités.

Pouls, 96 à 100. Temp. 38.

Pas d'albumine dans l'urine. Le malade n'a pas été à la garde-robe depuis six jours. Pas de sueurs nocturnes.

Les jours suivants, la dyspepsie est de plus en plus intense. On fait une ponction de l'abdomen. Ce liquide s'écoule par jets intermittents lorsqu'on presse sur les parois abdominales à une très-petite distance du trocart.

On tire à grand'peine 4 litres 700 de liquide. Alors il est facile de constater que le foie est petit, mais on ne peut sentir s'il est granuleux.

L'exploration de la rate ne donne aucun autre renseignement.

Le malade est un peu soulagé.

Régime lacté.

25 août. Deux selles sanguinolentes. La seconde plus abondante que la première est presque entièrement formée de sang noir non digéré. On constate l'existence d'hémorrhoïdes assez volumineuses.

Lavement de ratanhia et limonade sulfurique.

Cette perte de sang l'affaiblit beaucoup. Le pouls est faible et rapide. Dyspnée.

Jusqu'au 10 septembre, les choses restaient en l'état lorsqu'il fut pris d'un violent frisson, de fièvre et de point de côté. L'examen de la poitrine révèle l'existence d'une pneumonie très-étendue. Le soir, collapsus. Il meurt dans la nuit.

Autopsie. — *Poumons* : Congestion pulmonaire très-intense de tout le lobe moyen du poumon droit et hépatisation rouge du lobe inférieur. Pas de tubercule, ni à droite ni à gauche. Adhérences pleurales infiltrées de liquide à droite, absolument sèches à gauche.

Cloisonnement de l'abdomen par des fausses membranes nombreuses et fines. Ces fausses membranes rattachent l'intestin tout entier à la paroi abdominale. Les anses intestinales sont lâchement unies entre elles, mais non emprisonnées par ces produits de nouvelle formation.

La face supérieure du foie est rattachée au diaphragme par un véritable tissu aréolaire. Un liquide citrin chemine assez librement en certains points à travers ces fausses membranes ; dans d'autres, au contraire, il paraît complètement enkysté.

Toutes ces fausses membranes sont tout à fait organisées.

Le foie est petit, entièrement cirrhotique.

La rate est emprisonnée dans une coque presque cartilagineuse, ce qui sans doute a empêché son développement.

Les reins sont pâles et durs.

OBSERVATION V (Personnelle).

Tuméfaction de l'abdomen (ovoïde, à grosse extrémité inférieure). — Cloisonnement du ventre. — Rénitence de la partie inférieure au niveau du cloisonnement. — Dilatation des veines sous-cutanées abdominales. — Liquide légèrement fibrineux. — Pleurésie sèche double. — *Diagnostic.* Cirrhose alcoolique et péritonite chronique.

Léguillier (Charles-Eugène), 49 ans, métreur, entré le 10 juillet 1877. salle Beaujon, n° 14. Service de M. Millard.

Les seuls antécédents pathologiques que ce malade ait présentés sont : une blennorrhagie, une orchite et une hydrocèle de la tunique vaginale gauche dont il fut opéré à l'âge de 26 ans.

A part ces trois affections, il jouit jusqu'à ces derniers temps d'une excellente santé.

Son père vécut jusqu'à 79 ans. Sa mère, actuellement âgée de 77 ans, a toujours été bien portante.

La seule cause qui puisse être invoquée comme ayant occasionné l'affection dont le malade est atteint, semble être l'abus des boissons. Léguillier, cependant, qui avoue boire en moyenne, depuis 20 ans,

2 litres de vin chaque jour, prétend n'avoir jamais fait usage d'eau-de-vie et ne s'être jamais trouvé en état d'ivresse.

Quoi qu'il en soit, il y a deux mois, le malade commença à éprouver une sensation douloureuse au niveau de l'épigastre d'un hypochondre à l'autre ; faible d'abord, elle augmenta d'une manière continue, sans cesser toutefois d'être très-supportable et constituant plutôt une gêne qu'une douleur réelle. Plus marquée la nuit que le jour, elle est aussi plus vive quand le malade fait quelques mouvements un peu violents. Elle devient moins sensible dans le décubitus sur le côté droit.

En même temps, Léguillier s'aperçut à ses vêtements que son ventre augmentait de volume.

Rien, du reste, n'était changé dans son état général. Pas de gêne de la respiration, un peu de toux seulement, mais qui existait déjà depuis longtemps. Bon appétit, digestion facile, pas de nausées, pas de vomissements.

Douze jours avant son entrée, au moment de se coucher, le malade constata que ses deux pieds étaient œdématiés, sur la face dorsale et au niveau des malléoles. Les jambes présentaient peu d'augmentation de volume, et rien de semblable n'existait aux cuisses ou aux bourses.

Malgré l'enflure qui n'avait pas disparu pendant la nuit, le malade se leva le matin et se livra dans son bureau à ses occupations journalières, peu fatigantes du reste.

Enfin, le surlendemain, la verge et les bourses s'infiltrèrent à leur tour, ce qui décida le malade à venir à la consultation où le régime lacté lui fut prescrit.

De retour chez lui, il continua à travailler ; mais, au bout de huit jours, n'apercevant pas d'amélioration dans son état, il se décida à entrer à l'hôpital.

Etat actuel. — La figure est assez maigre, les traits tirés, la circulation capillaire du visage est exagérée.

La langue est belle ; la soif n'est pas augmentée ; l'appétit n'a pas diminué ; les selles sont normales ; enfin, le malade urine bien.

L'auscultation du cœur ne révèle aucun bruit anormal.

En arrière, on constate aux deux bases de la poitrine quelques râles sous-crépitants fins, et au sommet droit la respiration semble être un peu forte.

Le volume du ventre contraste avec la maigreur générale du sujet : il est large, étalé, sans saillie, dur, rénitent, les veines sous-cutanées sont dilatées, il n'y a pas de sensation de flot. La percussion donne de la matité, dans toute son étendue, dans le décubitus dorsal ; mais elle se déplace suivant les positions que l'on fait prendre au malade ; c'est ainsi qu'étant couché sur le côté gauche, la sonorité remplace à droite la matité. Il n'en est pas de même, cependant, lorsque le malade est couché sur le côté droit; il y alors un bruit hydroaérique à la percussion qui s'étend à gauche des dernières fausses côtes à la partie inférieure de l'abdomen. Lorsque les jambes sont placées sur un plan incliné et plus élevées que la tête, le liquide ne se déplace pas, preuve évidente d'adhérences péritonéales.

Si l'on s'en rapporte à la percussion, le foie ne mesurerait que 5 travers de doigt, mais son bord ne pouvant être senti, il est possible qu'il déborde les fausses côtes et que l'ascite empêche la délimitation. La rate parait hypertrophiée.

Dans la fosse iliaque droite, sur une ligne allant de l'ombilic à l'épine iliaque antérieure et supérieure, la palpation détermine une légère douleur.

La face dorsale des pieds, les malléoles, les jambes sont œdématiées, les cuisses le sont peu ; l'enflure est plus prononcée à gauche qu'à droite. Les bourses et la verge sont faiblement infiltrées, mais leur volume devient plus considérable lorsque le malade est resté quelque temps debout.

Le testicule droit est volumineux, dur et irrégulier dans sa partie supérieure, kystique à sa partie inférieure; le malade ne s'en est jamais aperçu, il nie toute espèce d'accidents syphilitiques.

Sur le genou droit, on remarque en deux endroits, deux petites taches de purpura. Il en existe d'autres disséminées sur une étendue de 10 centimètres environ sur la face externe et supérieure de la cuisse.

Traitement. — Tisane de chiendent ; 3 pilules drastiques ; régime lacté.

12 juillet. Les pilules drastiques occasionnèrent un vomissement et des coliques suivies de quatre selles.

Les parois abdominales sont légèrement œdématiées.

Pendant huit jours, l'état du malade ne fut pas sensiblement modifié; il prit chaque jour 125 grammes de macération de digitale, et la quantité d'urine varia de 2,000 à 2,200 grammes par jour.

Le 18. Le ventre est météorisé ; il est devenu très-sonore jusque dans les parties déclives.

Suppression de la digitale.

Le 24. La quantité d'urine n'est plus que de 1,500 grammes par jour.

Le 28. Le ventre ne diminuant pas de volume, on fait une ponction avec l'appareil de M. Potain. Par la piqûre faite à environ 12 centimètres à gauche de l'ombilic et un peu en bas, il s'écoule un péu plus de 4 litres d'un liquide clair, citrin, mousseux, qui forme par le repos un coagulum fibrineux emprisonnant dans ses mailles les quelques globules que contient le liquide. Les plus légers mouvements de la chemise du trocart déterminent une douleur assez vive.

Cependant tout le liquide péritonéal ne s'écoula pas et une grande

quantité resta encore épanché, maintenu par les adhérences qui consti-
tuaient une sorte d'enkystement.

Depuis ce jour jusqu'au 8 août, l'état du malade n'a pas changé.
Son état général est toujours très-bon ; le ventre est aussi tendu, aussi
dur et rénitent qu'avant la ponction, le liquide s'étant reproduit avec
rapidité. Les jambes et les pieds n'ont pas cessé d'être infiltrés.

11 août. La respiration est très-gênée. Matité aux deux bases ; on
entend à gauche, sous l'aisselle, quelques frottements pleuraux. L'épanchement péritonéal refoule très-haut le diaphragme. Le ventre devient
de plus en plus tendu et volumineux ; en bas, il a la forme globuleuse.

On fait une deuxième ponction avec l'appareil Potain, et il s'écoule
7 litres 1/2 d'un liquide clair contenant une quantité inappréciable de
fibrine et de globules sanguins ; mais il renferme 6 gr. 5 d'urée par
litre ; l'acide nitrique y coagule une quantité énorme d'albumine.

Le 12. Après la ponction, l'oppression est devenue moins grande ;
la zone de matité a diminué et la respiration s'entend plus bas.

Mais la débilité du malade augmente, de nouvelles taches de purpura apparaissent, les gencives deviennent saignantes.

La quantité d'urine diminue, il n'y en a que 500 gr. par 24 heures,
renfermant seulement 13 gr. d'urée.

La plaie faite par le trocart ne se cicatrise pas, le collodion détermine autour de la piqûre de la vésication, et les phlyctènes renferment
une sérosité sanguinolente. Un peu de liquide ascitique s'écoule par la
fistule.

Le 23. Troisième ponction, donnant issue à 7 litres du même
liquide.

Du 25 août au 5 septembre. L'œdème des cuisses et de la verge devient plus considérable ; il est plus prononcé à droite qu'à gauche, il
est douloureux ; le scrotum est excorié.

Le liquide se reforme avec rapidité ; le ventre est tendu, le flanc droit
douloureux. L'oppression reparaît ; la respiration est légèrement soufflante à gauche, surtout au niveau de la racine des bronches.

L'amaigrissement de la figure, des membres supérieurs et de la poitrine augmente de plus en plus.

5 septembre. Quatrième ponction : 7,300 gr. de liquide citrin.

Le 17 et 23. Cinquième et sixième ponction, donnant, la première,
7,200 gr. de liquide, et la seconde 1,500 gr., renfermant seulement
5 gr. 96 d'urée par litre.

Le 30. Mort.

Autopsie. — Le 1er octobre.

Abdomen. — 5 à 6 litres environ de sérosité. Le grand épiploon forme
un cordon arrondi depuis le grand cul-de-sac de l'estomac jusqu'à
quelques centimètres au-dessus de l'arcade crurale gauche ; il est ad-

hérent à la paroi abdominale et au paquet intestinal ; cette bride explique le déplacement difficile du liquide ascitique. Il y a également de la
péritonite chronique autour du cæcum et dans le cul-de-sac recto-
vésical.

Un peu de péri-hépatite et de périsplénite.

Foie. — Cirrhose type. Il est granuleux à la surface, dur, criant sous
le scalpel, de couleur jaune, déjà un peu atrophié.

Rate. — Grosse, dure.

Reins. — Sont sains.

Testicules. — Kyste du testicule gauche, rempli de cholestérine en
paillettes.

Plèvres. — Epanchement séro-purulent à gauche ; pas d'épanchement à droite ; quelques adhérences à la base ; un peu d'épaississement
de la plèvre viscérale au sommet. Pas de tubercules.

Les autres organes sont sains.

OBSERVATION VI (personnelle).

Toux. — Ventre volumineux. — Amaigrissement. — Œdème. — (Diagnostic :
Kyste de l'ovaire.) — Coliques. — Nausées.—Vomissements. — Dilatation des
veines sous-cutanées abdominales. — Induration péri-ombilicale. — Tympanisme.— Signes de tuberculose aux deux sommets.— Pleurésie double.—Emaciation. — Phlegmatia alba dolens. — Mort. — *Autopsie.* Péritonite tuberculeuse.

B. Gab..., 36 ans, couturière. Entrée le 12 décembre 1875, salle Sainte-
Monique, 18, service de M. Oulmont, à l'Hôtel-Dieu.

Cette femme était depuis huit jours dans le service de M. Cusco, à
qui elle avait été envoyée comme ayant un kyste de l'ovaire. On s'était
bien gardé de faire une ponction afin de ne point provoquer d'adhérences. Elle était préparée à l'ovariotomie quand M. Cusco la vit ;
comme elle avait un peu de fièvre, et qu'elle toussait beaucoup, il la
fit passer en médecine.

Interrogée avec soin sur ses antécédents, la malade nous raconte
que ses parents sont morts très-âgés, qu'elle a des frères et des sœurs
qui se portent bien, qu'elle-même avait une constitution assez robuste.
Elle n'a jamais eu aucune manifestation scrofuleuse, syphilitique ou
rhumatismale. A 25 ans, pendant qu'elle allaitait son premier enfant,
elle eut une pneumonie droite qui ne parut laisser aucune trace.

Menstruation régulière depuis l'âge de 12 ans. Elle a eu et nourri
2 enfants (le dernier il y a douze ans). Elle avait toujours vécu dans
l'aisance sans faire d'excès d'aucune sorte. Son mari mourut, elle
tomba dans la misère et se surmena pour élever ses enfants. Elle tous-

sait tous les hivers sans y prendre garde. Cette fois le rhume persista, elle perdit l'appétit et maigrit beaucoup.

Son ventre grossit et les règles se supprimèrent sans qu'elle souffrît. Ses pieds le soir étaient gonflés, et assez souvent elle rendait son dîner lorsqu'elle se couchait avant que sa digestion fût complète.

On crut à un kyste de l'ovaire.

Elle est très-pâle et très-amaigrie. Elle a de l'œdème des jambes et de la partie interne des cuisses, la peau chaude et halitueuse; le ventre est volumineux. Elle se sent très-oppressée depuis quelques jours.

Abdomen. — Elle se plaint de fréquentes coliques laissant après elles un endolorissement de la paroi abdominale qui s'accentue de plus en plus. Les nausées et les vomissements deviennent pour ainsi dire habituels. Un réseau veineux se dessine à la surface de l'abdomen. L'ombilic ne fait pas saillie. La palpation fait découvrir autour de l'ombilic, dans une étendue de 3 à 4 centimètres, une plaque dure assez régulièrement arrondie à gauche, mais anguleuse à droite. Lorsqu'on presse assez largement à ce niveau, la dépression produite donne assez nettement les contours de l'induration. Dans tous les autres points de l'abdomen on ne constate qu'une certaine rénitence uniforme. De tumeur profonde nous ne trouvons pas trace.

Par la percussion, on détermine un bruit tympanique dans la région épigastrique, une submatité très-manifeste au niveau de la plaque dure périombilicale, une matité absolue sur les parties latérales et déclives de l'abdomen. Il est assez facile dans différents points d'avoir la sensation du flot ascitique.

Le foie ne dépasse pas les fausses côtes. La rate ne peut être facilement explorée.

Examen de la poitrine. — *Au sommet droit,* existent tous les signes d'une tuberculisation au 1er degré, parfaitement caractérisée. Matité dans toute l'étendue de la fosse sus-épineuse et de la région claviculaire; Craquements secs, nombreux, et par places des râles humides.

Au sommet gauche, et dans une assez grande étendue au-dessus de l'épine de l'omoplate, infiltration granuleuse au début; dureté au doigt. Respiration rude et saccadée. Sous la clavicule, on constate pendant la toux quelques craquements.

A la base droite. — Matité absolue, égophonie et souffle voilé. Léger épanchement pleurétique.

A la base gauche. — Diminution considérable de la sonorité, râles nombreux, peut-être mêlés de frottements, pleurésie sèche et congestion œdémateuse.

La malade tousse beaucoup depuis quelques jours surtout, n'a jamais eu d'hémoptysie; ses crachats sont abondants, opaques, aérés et homogènes, agglutinés entre eux, adhérents au vase. Ils contiennent un peu de pus, et quelques faisceaux de fibres élastiques.

Le cœur est normal.

Elle a un dégoût très-prononcé pour la viande. Après onze jours de constipation opiniâtre, sous l'influence d'un purgatif, elle a eu une sorte de débâcle. La température atteint 39°4 le soir.

L'idée de kyste de l'ovaire ne nous paraît pas mériter d'être discutée aujourd'hui. Le développement considérable des veines pariétales a fait prononcer le nom de cirrhose. D'autres ne voyant que le volume du ventre et ne constatant que l'induration ombilicale crurent à un cancer épiploïque. Les signes pleuro-pulmonaires et abdominaux nous paraissent, au contraire, former l'ensemble classique de la péritonite tuberculeuse.

Traitement. — Lait et aliments choisis, sirop d'écorces d'oranges, badigeonnages iodés sur le ventre. Vésicatoire à la base droite.

Les jours suivants, la malade se plaint beaucoup de coliques. Elle a la diarrhée.

La température monte tous les soirs; les sueurs sont abondantes la nuit. Sulfate de quinine tous les matins 0,30°. Bismuth et diascordium.

La pleurésie droite n'a pas augmenté; à gauche, il semble s'être fait un peu d'épanchement; le ventre s'est un peu affaissé. L'induration forme déjà un gâteau considérable des plus caractéristiques. La décoloration des téguments est extrême. Depuis quelques jours la malade se plaint de maux de tête. Douleur frontale. Rien cependant ne paraît faire redouter une manifestation cérébrale.

Les mollets sont un peu tendus et douloureux. La diarrhée est arrêtée, la rétraction du ventre aussi. L'appétit semble renaître.

L'infiltration tuberculeuse des poumons n'a pas fait de progrès. Les épanchements pleurétiques sont toujours au même point. La respiration est surtout gênée par le météorisme abdominal qui augmente depuis deux jours.

Les nausées et les vomissements sont revenus. Le ventre est toujours ballonné; il contient beaucoup moins de liquide. La malade n'a plus la force de tousser et de cracher. Subdélirium. La température n'atteint pas 38°. L'œdème douloureux du mollet n'a pas augmenté. L'affaiblissement est extrême; les lèvres sont violacées, les extrémités froides. Le pouls est fréquent et misérable.

La malade vient d'avoir une débâcle.

Le ventre est fortement rétracté, il offre à la main la sensation de planche ou de plan résistant.

Mort dans la nuit à 6 heures.

Autopsie. — 28 décembre, vingt-six heures après la mort : *Méninges* congestionnées; piqueté cérébral assez marqué.

Poumon droit. — Etat cavernuleux du sommet droit. Collapsus du lobe inférieur par compression. Végétation granuleuse rougeâtre de la plèvre diaphragmatique, muqueuse bronchique rouge, tomenteuse, remplie de mucosités. Dans la cavité pleurale, 1/2 litre environ de liquide citrin.

Poumon gauche. — Tubercules crus ou en voie de dégénérescence dans les deux tiers supérieurs. Adhérences infiltrées de liquide dans presque toute la hauteur, et occupant toute la base. Bronches contenant quelques mucosités claires.

Abdomen. — Anses intestinales masquées au niveau de l'ombilic par des fausses membranes d'un blanc jaunâtre.

Le gros intestin distendu n'adhère que faiblement à ce gâteau médian; on ne peut détacher les anses de l'intestin grêle sans les déchirer. Leurs parois semblent confondues avec les fausses membranes qui les englobent complètement jusqu'à l'insertion mésentérique. Les organes du petit bassin sont également cachés par les fausses membranes formant des kystes multiples remplis de liquide citrin. Dans ces poches kystiques et sur le péritoine pariétal on trouve des agrégats nombreux de tubercules jaunes plus ou moins ramollis.

Le gros intestin lui-même est couvert de granulations.

Sur les organes génitaux, il n'y a que les fausses membranes qui paraissent infiltrées de tubercules. Dans l'intestin existent quelques ulcérations arrondies en voie de formation.

Le foie emprisonné par des fausses membranes organisées mais non tuberculeuses paraît un peu rétracté. Il a sa coloration et sa consistance normales.

La rate est petite et renferme quelques tubercules assez volumineux.

Les reins ne présentent rien d'anormal.

OBSERVATION VII (personnelle).

Ascite avec cloisonnement probable de l'abdomen. — Pleurésie double. — Faciès abdominal. — Légère douleur péri-ombilicale. — *Diagnostic.* Péritonite chronique d'emblée.

P.... (Eugénie), 20 ans, domestique, entre le 7 août 1877, au n° 13 bis de la salle Sainte-Monique. (Service de M. Millard à l'hôpital Beaujon.)

Cette jeune fille, quoique d'une constitution délicate, n'a jamais été malade. Tous ses proches parents sont morts à un âge peu avancé; la mère hydropique a succombé à 39 ans; son père est mort à 49 ans, son frère à 9, et tous les deux de maladie de poitrine.

Réglée à 18 ans, elle voyait souvent en blanc; depuis l'âge de 13 ans, elle avait des crachements de sang qui disparurent avec l'établissement de la menstruation.

Les antécédents hygiéniques semblent avoir laissé à désirer. Domestique chez un marchand de vin, elle se livrait à des travaux assez pénibles. Comme boisson, elle faisait usage de cidre ou de vin de qualité inférieure. Elle n'eut jamais d'enfant ni de fausses couches.

Mariée il y a six semaines, elle tomba malade huit jours seulement après son mariage.

L'affection débuta par des étouffements, une sensation de pesanteur à l'épigastre, la perte d'appétit, de la diarrhée ; la respiration était courte ; les règles durèrent un mois. Pas de fièvre.

Il y a quinze jours, sans cause connue, en une nuit, le ventre augmente considérablement et atteint le volume qu'il a actuellement.

Pendant ce développement de l'abdomen, la malade ressentit une douleur assez vive au niveau et à droite de l'épigastre.

Le 8. La malade est pâle, la face légèrement grippée, les saillies du visage très-prononcées ; malgré son jeune âge, elle a de nombreux cheveux blancs. Les membres sont grêles, non œdématiés et contrastent avec le développement abdominal.

Le ventre, en effet, est gros, uniformément développé, sans saillies ni dépressions. Au toucher, il n'est ni dur ni rénitent, douloureux à l'épigastre ; les veines sous-cutanées sont peu apparentes. La main appliquée sur un point quelconque de l'abdomen perçoit la sensation de flot lorsqu'on imprime un léger mouvement aux parois.

La percussion dans le décubitus dorsal donne les résultats suivants : bruits hydroaériques, sonorité peu marquée dans l'espace qui s'étend verticalement de l'appendice xiphoïde à l'ombilic, et obliquement aux côtes de chaque côté. Il existe de la matité dans le reste de l'abdomen.

La malade changeant de position et se plaçant soit sur le côté droit, soit sur le gauche, il faut un certain temps pour que les résultats de la percussion soient changés et pour que le liquide contenu dans l'abdomen se portant vers les parties déclives y amène la matité, tandis que la sonorité est plus étendue à droite qu'à gauche.

Ni le foie, ni la rate ne sont augmentés de volume. Rien du côté des poumons. Au cœur, les bruits sont normaux, le premier temps cependant paraissant un peu dur.

Le toucher vaginal ne révèle rien d'anormal.

L'état général n'est pas profondément modifié. A part la maigreur assez prononcée, la malade n'éprouve aucune douleur spontanée ; elle n'a pas de réaction fébrile. Seules les fonctions digestives sont légèrement troublées. Inappétence, diarrhée ; ni nausées ni vomissements.

La malade urine facilement et les urines sont très-peu abondantes, très-troubles, mais ne renferment pas d'albumine.

Le 12. Douleur épigastrique disparue.

Observation VIII (personnelle).

Ventre volumineux. — Sensation de flot. — Douleurs vives au début. — Plaque dure à la partie supérieure et gauche de l'abdomen.— *Diagnostic*. Kyste de l'ovaire, probablement petit kyste surajouté en haut.

Clotilde Dété, 26 ans, couturière, entrée le 22 mars 1877, salle Sainte-Monique, n° 7, hôpital Beaujon, service de M. Millard.

Cette jeune fille ne fut jamais malade avant son entrée, cependant elle s'enrhume facilement.

Son père est bien portant, sa mère est morte de la poitrine.

A été réglée à 17 ans, et encore les règles ne vinrent-elles que trois ou quatre fois, elles cessèrent pour ne reparaître qu'il y a dix mois. Depuis ce temps elles viennent régulièrement. Pas de pertes blanches.

Depuis deux ans, le ventre augmente de volume; cette augmentation est indolente au point de n'être pas perçue par le malade ; ce n'est qu'il y a dix mois qu'elle a commencé à souffrir, et à ce moment, c'est surtout à droite, d'après son dire, que le ventre a grossi. Il y a même eu à cette époque des accidents aigus qui semblent avoir été des accidents de péritonite partielle. Du reste, le médecin qui la vit à cette époque porta le diagnostic *Péritonite tuberculeuse*.

Depuis ce moment, la malade a beaucoup maigri. Elle est le plus souvent constipée, mais elle a parfois de la diarrhée, parfois aussi elle souffre en urinant. L'appétit est mauvais, elle ne dort pas, elle tousse un peu et ressent quelques douleurs sourdes dans le ventre.

23 juillet. *Etat actuel*. — A l'inspection on est tout d'abord frappé de l'énorme développement du ventre qui est tendu et saillant ; les veines sous-cutanées sont très-apparentes.

La percussion, quand la malade est dans le décubitus dorsal, donne de la matité partout, excepté dans le flanc droit, et ces résultats ne sont en rien modifiés par les changements de position. Partout où il y a de la matité, la fluctuation est très-manifeste, excepté cependant à gauche de l'ombilic, au niveau d'une portion plus saillante et plus dure, de la grandeur de la main environ. Si l'on saisit le ventre à deux mains et qu'on lui imprime des mouvements de latéralité, on sent très-bien qu'on a affaire à une masse globuleuse située en avant de l'intestin et qu'on déplace facilement, qui en est par conséquent indépendante.

Toutes ces explorations sont un peu douloureuses.

La mensuration donne les résultats suivants : au niveau de l'ombilic, la circonférence du ventre est de 91 centimètres ; un peu plus haut, elle atteint son maximum, 93. De l'appendice xyphoïde au bord supérieur du pubis, il y a 42 centimètres.

La matité à la base des plèvres est à peu près aussi étendue à gauche qu'à droite ; c'est une matité de refoulement. La respiration s'entend bien, il n'y a pas de frottement.

Rien au cœur.

L'urine, très-riche en sels, contient un peu d'albumine.

11 avril. M. Lucas-Championnière fait avec un trocart une ponction à quelques centimètres à droite et au-dessous de l'ombilic et retire 11 litres d'un liquide filant, visqueux, de couleur jus de pruneaux trop cuits.

Après la ponction, la plaque dure située à droite devient plus appréciable, et ses limites plus nettement tranchées ; elle remonte à deux travers de doigt au-dessus de l'ombilic, s'étend à quatre travers de doigt au-dessous, et ne dépasse pas la ligne médiane.

Cette jeune fille a subi l'opération de l'ovariotomie. Elle fut opérée par M. Lucas-Championnière, avec l'aide de MM. Terrier et Périer.

La plaque dure située dans l'hypochondre gauche était formée par la paroi d'un kyste surajouté à un grand kyste tenant par un pédicule à l'ovaire droit.

Aujourd'hui la guérison est complète.

OBSERVATION IX (personnelle).

Orchite caséeuse double. — Douleurs abdominales. — Gonflement progressif et lent du ventre. — Toux, le matin surtout. — Signes de tuberculose pulmonaire commençante. — Pleurésie exsudative à droite. — *Autopsie*. Tubercules dans le poumon, le péritoine, les épididymes, la prostate.

Roussi (Jacques), 37 ans, gazier, entré le 26 décembre 1876, salle Beaujon, n° 2, service de M. Millard.

Antécédents. — A eu la variole à 32 ans ; au mois de février de cette année il eut un chaud et froid, fut mal soigné chez lui, et reprit ses travaux à peine rétabli.

Au mois d'août, en chargeant sur un camion des pierres très-lourdes, il fit un effort et peu après survint une orchite, d'abord à droite, puis à gauche. Il fut soigné par un pharmacien.

Il boit beaucoup, du vin surtout, jusqu'à 4 litres en été.

Il a encore son père et sa mère ; ses frères et ses sœurs sont bien portants.

Depuis le mois de février, il a toussé beaucoup, a maigri un peu. La nuit il a des sueurs abondantes. Il se fatigue facilement, et il a été obligé de cesser son travail depuis la fin de novembre. A ce moment, il a commencé à souffrir, le soir surtout, du bas-ventre. A la même époque, le ventre commença à gonfler peu à peu.

Etat actuel. — Facies grippé, sourcils contractés, plis transversaux du front très-prononcés, congestion malaire de chaque côté, toux fréquente, par quintes le matin. Crachats mélangés, collants, d'une odeur fade.

Poitrine. — A la percussion, en avant et en haut, on trouve de la submatité au niveau de la clavicule de chaque côté. En arrière, submatité dans les fosses sus et sous-épineuses de chaque côté. En avant et en haut, la respiration est légèrement soufflante. En arrière, dans la fosse sous-épineuse droite, on entend du souffle et des craquements humides.

A gauche, craquements humides. Matité et souffle à la base droite.

L'*abdomen* présente dans toute son étendue une augmentation notable. La pression est peu douloureuse. On sent à la palpation des parties plus dures, et surtout dans la fosse iliaque droite comme des plaques indurées.

La percussion, sonore dans tout le reste de l'abdomen donne de la matité au niveau de l'induration et dans le flanc. Cette matité reste localisée et ne se déplace pas avec les différentes positions du malade.

Au cœur rien d'anormal.

Le foie a son volume normal, il dépasse à peine les fausses côtes.

Les testicules sont augmentés de volume et les épididymes particulièrement gros et indurés. Ils encapuchonnent le testicule.

La *prostate* présente aussi une augmentation de volume et une induration du lobe gauche.

L'appétit a diminué beaucoup. Les selles sont à peu près régulières. Fièvre très-légère le soir.

Peu à peu le ventre se rétracte, devient moins douloureux et les signes pulmonaires s'accentuent.

Léger œdème aux malléoles et à la partie interne des cuisses.

Traitement. — Vésicatoires au niveau de la matité du flanc droit, et en arrière entre les deux épaules.

Autopsie le 16 février 1877.

Thorax. — Le sternum enlevé, les poumons appparaissent sous la forme d'une masse blanchâtre, enveloppés qu'ils sont par la plèvre épaissie et couverte de granulations miliaires. Cette plèvre est très-adhérente aux côtes, au diaphragme et aux poumons.

Poumons. — Les poumons sont de volume anormal ; le gauche beaucoup plus gros que le droit. Le tissu pulmonaire apparaît à la coupe pour ainsi dire criblé de granulations tuberculeuses qui semblent avoir eu une marche fort rapide. Les granulations de la base sont plus grosses que celles du sommet.

Dans la cavité pleurale droite, épanchement d'environ 1 litre de liquide jaune clair et peu épais.

Cœur. — Le cœur n'offre rien de particulier, sauf un peu de sérosité dans le péricarde.

Abdomen. — La séreuse est considérablement épaissie et présente une teinte d'un blanc laiteux. Elle s'isole avec la plus grande facilité des couches superficielles, mais est fort adhérente aux viscères sous-jacents.

Après l'avoir enlevée avec beaucoup de difficulté, l'abdomen offre un aspect insolite ; on dirait une masse blanchâtre, mamelonnée. On ne peut à première vue distinguer les organes les uns des autres ; ils adhèrent tous entre eux, et il est presque impossible de les séparer.

L'intestin est agglutiné par ses anses et offre à la surface une coloration blanc-grisâtre qui devient d'un marron piqueté de blanc entre les anses qu'on parvient à isoler. Cet aspect et celui de la séreuse sont dus à une énorme accumulation de granulations tuberculeuses.

Foie. — Muscade.

Rate. — La rate est molle, peut-être un peu atrophiée. Il y a deux petites rates supplémentaires.

Pancréas. — Cette glande est absolument incrustée de granulations tuberculeuses.

Estomac. — La muqueuse stomacale est un peu épaissie.

Reins. — Les reins et les uretères ne présentent pas de tubercules. Il n'y en a pas non plus dans la *vessie* ; mais la *prostate* est criblée de granulations.

Testicules. — Les deux testicules sont atteints par la tuberculisation. Ils ne sont plus formés à leur partie supérieure que par une matière caséeuse blanche et très-épaisse. L'épididyme et le corps d'Highmore sont surtout atteints.

OBSERVATION X.

(Communiquée par mon ami M. le Dr Rendu, médecin des hôpitaux.)

Symptômes obscurs de cirrhose ou de péritonite tuberculeuse, prenant ultérieurement les caractères d'une cirrhose franche. — A l'*autopsie.* coexistence des deux lésions.

Le nommé Chassaing, 56 ans, est amené le 7 avril dans le service de M. le professeur Gubler, à l'hôpital Beaujon. Cet homme est malade depuis cinq mois ; dans sa jeunesse il était sujet à tousser, mais il n'a jamais fait de maladie sérieuse.

Il y a cinq mois, il ressentit un point de côté à droite ; une pleurésie s'ensuivit ; elle eut une marche lente, subaiguë et dura deux mois environ, malgré l'application de neuf vésicatoires successifs.

Depuis deux mois, le ventre a commencé à enfler ; après les repas, il se météorise, et le malade se plaint de symptômes dyspeptiques prononcés. Il a, depuis une quinzaine, un peu d'œdème des jambes.

Etat actuel. — L'abdomen est modérément ballonné ; il est sonore partout, sauf aux parties déclives où existe un peu de matité circonscrite. On ne perçoit la fluctuation qu'en percutant légèrement après avoir fait coucher latéralement le malade. L'ascite existe donc, mais fort peu abondante. Il n'existe point de douleur spontanée abdominale, à peine quelques douleurs à la pression au niveau de l'aine gauche et dans la région hépatique. On ne constate pas de rénitence ni d'empâtement localisé appréciable.

Le foie est plutôt petit que hypertrophié. La rate, au contraire, est grosse : la matité splénique remonte presque à la région axillaire et déborde en bas les côtes. Il est à noter que jamais le malade n'a éprouvé de fièvres intermittentes.

Examen de la poitrine, côté droit. — Matité dans les deux tiers inférieurs ; suppression des vibrations thoraciques dans la moitié déclive du poumon ; au-dessus, affaiblissement. Dans la fosse sus-épineuse, diminution d'élasticité à la percussion.

A l'auscultation, bruit vésiculaire presque nul en bas, souffle doux et lointain vers le pédoncule pulmonaire, ressemblant au bruit que produit le poumon condensé plutôt qu'à du souffle pleurétique. Pas d'égophonie : quelques râles disséminés peu abondants, sans prédominance notable au sommet.

Côté gauche. — Mêmes lésions, mais moins prononcées.

En avant, sous la clavicule, son normal à gauche, bruit skodique à droite, respiration rude de part et d'autre.

Il paraît y avoir eu une pleurésie double, qui a dû laisser des adhérences et un état congestif permanent du poumon. Les symptômes fonctionnels relevant de ces lésions sont des accès de toux fréquents, une expectoration spumeuse n'offrant point de caractères ; mais parfois il s'y ajoute de légères stries sanguines, et même le malade a eu une hémoptysie.

Le diagnostic, en face de ces symptômes, est hésitant entre la cirrhose et la péritonite tuberculeuse.

En faveur de la cirrhose, il y a le petit volume du foie et l'hypertrophie de la rate ; mais l'ascite est bien peu abondante, et les veines sous-cutanées abdominales ne sont pas développées.

En faveur de l'idée d'une péritonite tuberculeuse, il y a l'état des poumons, le développement de la tympanite, l'amaigrissement progressif du malade. D'autre part, cependant, ses antécédents héréditaires sont bons, et nullement favorables à l'hypothèse de la tuberculose. Au contraire, il a des antécédents alcooliques non douteux, et les renseignements pris auprès de sa famille sont fort explicites à cet égard.

En m'appuyant surtout sur la coexistence des lésions pulmonaires, je portai de préférence le diagnostic de péritonite tuberculeuse.

M. Gubler, qui vit le malade le lendemain, pencha plutôt vers l'idée d'une cirrhose, se fondant sur l'apparence des urines que je n'avais pu examiner la veille. Celles-ci, en effet, sont rares, de couleur brune, ressemblant à de la bière forte ; ce sont, en un mot, des urines hémaphéiques, non albumineuses, laissant déposer d'épais sédiments briquetés. Le traitement est dirigé dans ce sens : le malade est mis au régime lacté ; il prend également comme tisane du chiendent additionné de 4 gr. de nitrate de potasse.

Quelques jours après son entrée à l'hôpital survient une hémoptysie légère ; 'les mêmes phénomènes stéthoscopiques qu'au début sont constatés. Le malade présente de l'anorexie, et il semble que les veines sous-cutanées abdominales se développent davantage.

15 avril. L'anorexie est absolue, le météorisme abdominal augmente, (vin de pepsine, poudre de charbon et de magnésie).

Le 19. L'ascite augmente manifestement, la circulation collatérale se dessine de plus en plus.

Le 26. L'affaiblissement va croissant. Le malade ne mange pas, le ventre est tendu et douloureux; les urines sont rendues en quantité insuffisante (300 gr. à peine en 24 heures) et gardent les mêmes caractères. Les jambes et le scrotum commencent à enfler.

3 mai. On est obligé de pratiquer une ponction, qui donne issue à 6 litres et demi de sérosité brune, non hémorrhagique. Soulagement notable à la suite; le chiffre des urines s'élève le jour même à 1,000 grammes.

Bientôt le liquide se reproduit, ainsi que toute la série des troubles fonctionnels qui en sont la conséquence. Une nouvelle ponction est devenue nécessaire le 18 mai ; cette fois, il s'écoule 10 litres de sérosité offrant les mêmes caractères.

Le 19. Le malade se sent mieux, mais il est facile de voir que ses forces déclinent. Le pouls est imperceptible, les extrémités se refroidissent, les yeux se creusent, la voix est cassée. La mort survient dans la nuit.

Le malade a été ausculté l'avant-veille de sa mort. On constatait de la matité aux deux bases, et une grande quantité de râles dans le côté droit de la poitrine. Ces signes paraissaient se rattacher à de la congestion pulmonaire passive plutôt qu'à des tubercules.

Autopsie le 21.

Il s'écoule de l'abdomen environ de 5 à 6 litres d'une sérosité très-brune, *presque sanguinolente.*

On constate à première vue qu'il existe de la *péritonite tuberculeuse*. Les anses intestinales présentent disséminées à leur surface des granulations volumineuses et fort développées, la plupart isolées ; elles ont la grosseur d'un grain de millet à celle d'une lentille. Sur quelques points, ces granulations forment des îlots confluents, qui commencent à se caséifier à leur centre. Toutefois, les anses intestinales ne sont pas agglutinées ni réunies les unes aux autres.

Sur le péritoine pariétal les lésions sont beaucoup plus considérables. Ce sont de véritables nappes de granulations, tapissant comme une cuirasse toute la paroi abdominale antérieure et postérieure, et surtout au voisinage du foie et de la rate. La face sous-diaphragmatique du péritoine est transformée en une coque tuberculeuse. L'épiploon est également criblé de granulations miliaires.

Il existe dans les deux plèvres un peu d'épanchement, surtout à gauche. Comme le péritoine, ces séreuses sont tapissées de granulations tuberculeuses, les unes isolées (feuillet viscéral), les autres confluentes (feuillet pariétal). Dans le parenchyme pulmonaire, on trouve quelques granulations, mais elles sont épaisses et peu nombreuses. Au sommet du poumon gauche se voit une petite caverne grosse comme un pois. A droite, adhérences multiples et condensation pulmonaire, suites de la pleurésie ancienne.

Le foie est petit, rétracté, ne pèse pas plus de 800 à 900 gr. Sa surface est inégale, mamelonnée, et soulevée par des élevures jaunâtres. A la coupe, il est dur, et l'on voit manifestement que les lobules hépatiques sont comprimés et englobés dans les mailles du tissu fibreux hypertrophié. C'est en un mot une *cirrhose alcoolique* non douteuse. Elle est confirmée du reste par l'examen microscopique.

La rate est indurée ; elle est très-volumineuse et présente les lésions de la périsplénite.

Les reins sont congestionnés, mais n'offrent pas d'autres altérations apparentes. Au microscope, légère augmentation de la trame conjonctive sans néphrite interstitielle proprement dite. Pas de tubercules dans le parenchyme rénal.

Ainsi, il existait dans ce cas une double lésion : la cirrhose et la péritonite tuberculeuse. Cette coexistence de deux affections qui s'excluent habituellement est à noter ; elle explique comment, pendant la vie, il existait des symptômes mixtes qui pouvaient induire en erreur.

OBSERVATION XI.

(Communiquée par notre ami M. H. Rendu, médecin des hôpitaux.)

Érysipèle de la face. — Accidents hémorrhagiques. — Développement ultérieur d'une ascite. — Delirium tremens dans la convalesceuce de l'érysipèle. — Ponction abdominale. — Issue d'une sérosité sanglante. — Mort. — *Autopsie*. Cirrhose du foie et péritonite chronique.

Duménil (Zoé), 46 ans, couturière, 13 janvier.

Depuis deux jours, début d'un érysipèle de la face, par l'angle de l'œil. Le premier jour, violent frisson, sans vomissements ni nausées ; douleurs très-vives dans l'oreille. Bouche amère et pâteuse. Actuellement, tuméfaction érysipélateuse de toute la face, y compris une partie du cou et le cuir chevelu ; les seules parties indemnes sont le menton et le pourtour de la lèvre inférieure. Peu d'adénite sous-maxillaire ; quelques élancements dans les oreilles qui sont gonflées et douloureuses. D'après la malade, du reste, les plaques entreraient en voie de résolution et le chémosis de la paupière aurait beaucoup diminué.

Pas de cause connue à l'affection, aucun traumatisme ; mais une ancienne maladie interne de l'œil. Pas d'impétigo du nez.

Fièvre modérée, 100 pulsations. Un peu de diarrhée. Tympanite abdominale.

Ce qui frappe chez cette malade, c'est la tendance hémorrhagique de la maladie : ecchymoses larges sur sa face, pétéchies et taches purpuriques très-nombreuses sur le ventre, qui est excessivement ballonné. Le soir, apparition des règles qui devancent l'époque de douze jours. Pendant la nuit, délire assez fort.

14 janvier. L'érysipèle est plutôt en décroissance, commencement de desquamation des yeux, disparition du chémosis. Mais agitation, abattement, purpura considérable. (Macération de quinquina, vin de quinquina. Sirop diacode, 20 gr. eau de vie, musc 0,25.) M. Besnier croit à des antécédents alcooliques.

Le 15. Le gonflement de la face est très-diminué ; mais le délire est presque continu, franchement alcoolique. La fièvre est tombée.

Le 16. Encore érysipèle très-marqué au cou ; phlyctène volumineuse à la nuque ; délire d'action la nuit. Ce matin, marmottement continu, d'où on la tire en lui adressant la parole. Délire alcoolique professionnel.

Le 17. Le délire est tombé ; pas de fièvre ; pas de nouveaux progrès de l'érysipèle. (Même prescription, sauf le musc). P. 76.

Le 18. Encore un peu de diarrhée ; le purpura a disparu ; le délire est tombé ainsi que la fièvre (80).

Tapret.

7

Le 21. Persistance de la tympanite. Foie volumineux et douloureux Eau de Vichy, cataplasmes, 1 pilule extr. théb

Le 25. Toujours beaucoup de tympanite (4 pilules de 0,25 de savon médicinal, frictions sur le ventre avec onguent napolitain belladoné). La malade raconte que depuis 3 ou 4 ans elle a déjà des troubles gastriques, et que son ventre augmentait sensiblement.

1er février. L'état général ne se remonte pas ; il s'y joint une toux sèche permanente, même pendant la nuit, sans expectoration. Le ventre reste ballonné, le foie douloureux, la diarrhée est continuelle. Il en résulte un notable degré d'amaigrissement; la face prend une teinte terreuse. (Café, eau de Vichy, lait amidonné.)

Le 7. Etat subictérique des conjonctives.

Le 14. Même état général. La malade se cachectise ; elle est jaune et amaigrie. Le ventre reste toujours très-tendu, à la partie inférieure et sur les parties déclives, submatité; sensation de flot évident. Toujours douleurs persistantes au niveau du foie.

Le 20. L'ascite augmente. Douleurs vives sur les côtés. Un peu moins de toux, mais cachexie plus prononcée. Il n'y a pas encore de dyspnée continuelle, mais gêne dans les mouvements. Le foie est petit, ou tout au moins donne très-peu de matité à la percussion. La quantité de liquide est évaluée à 4 litres. (Café, julep chloral et teint, de belladone.)

Le 26. La matité dépasse maintenant l'ombilic : tympanite. La respiration commence à devenir gênée. Inappétence et amaigrissement. Les battements du cœur sont bien entendus : le premier bruit sonore et retentissant, le deuxième bruit à claquement sec ; évidemment un peu d'hypertrophie du cœur, sans bruit de souffle évident. Le foie est refoulé assez haut dans la poitrine ; il n'est pas douloureux à la percussion et ne parait pas déborder les côtes. La malade souffre des côtés, à la base de la poitrine ; elle a une inappétence complète, avec tendance aux vomissements.

Comme antécédents, à plusieurs reprises elle a eu les jambes enflées, et depuis huit ans elle était sujette à des étouffements et des palpitations fréquentes. Il y a très-probablement une ancienne affection cardiaque et un état cirrhotique du foie. La malade n'était pas rhumatisante.

6 mars. La ponction est faite dans la matinée avec l'appareil aspirateur de Potain, la ponction est faite sur le milieu environ de la ligne reliant l'ombilic à l'épine iliaque antérieure et inférieure. 7 litres et demi d'un liquide jaune citrin mousseux, fortement albumineux, s'écoulèrent ; vers la fin de l'écoulement il sortit quelques cuillerées d'une couleur chocolat et enfin quelques gouttes d'un sang pur, rutilant. Le soir, la malade est assez bien, se plaint cependant de douleurs assez

vives dans tout l'abdomen, surtout dans les fosses iliaques et dans l'épiastre.

Le 7. Nuit tranquille; sommeil. Le ventre est encore ballonné, il contient surtout des gaz; la matité monte encore jusqu'à quatre travers de doigt au-dessous de l'ombilic. Le point de la ponction est sonore.

Le 8. P. 120. Teinte ictérique. Le ventre a presque repris son volume normal. N'a pas vomi. Ne prend aucune nourriture.

Le 11. Teinte jaune plus prononcée. Langue sèche. P. 112. Le ventre a repris le volume qu'il avait avant l'opération.

Le 13. L'état de la malade ne s'améliore pas, elle ne peut prendre aucune nourriture. Nuits sans sommeil. Le cœur est fortement refoulé, il bat avec force au-dessus du mamelon; ses battements incommodent beaucoup la malade. La jambe gauche est œdématiée et très-douloureuse (baume tranquille).

A partir du 18 mars, l'agonie commence. Le ventre est excessivement ballonné, les traits pincés, le pouls devient petit et misérable. L'abdomen, de nouveau distendu par beaucoup de liquide, est douloureux, et il existe des symptômes non douteux de péritonite subaiguë, caractérisés par la fièvre, l'état nauséeux et les vomissements. La somnolence est considérable, et fait place, dès le 18 mars, à une sorte de coma qui va croissant. La mort arrive le 20 mars.

Autopsie.

L'abdomen ouvert laisse échapper 7 à 8 litres d'un liquide *très-sanguinolent*, sans fausses membranes ni pus.

Le *péritoine* qui tapisse les parois abdominales et les viscères est uniformément épaissi par une phlegmasie chronique : il est de couleur grisâtre, ardoisé et parsemé de points ecchymotiques, mais les intestins ne présentent entre eux aucune adhérence.

Le *foie* est très-petit, inégal, criant sous le scalpel, hérissé de saillies mamelonnées blanchâtres. Sur une coupe, on distingue les taches fibreuses qui descendent dans le parenchyme et circonscrivent une série de lobules isolés, qui apparaissent jaunâtres, imbibés de graisse et de bile. C'est une cirrhose type.

La *rate* est grosse, indurée, avec épaississement de sa capsule.

Estomac dilaté, assez large.

Poumons sains, un peu ardoisés.

Cœur normal comme volume, mais induration de la valvule mitrale qui est épaissie et ratatinée.

Observation XII (personnelle).

Péritonite tuberculeuse. — Alcoolisme. —Troubles gastro-intestinaux.—Ascite.
— Rhume persistant. — Pleurésie sèche. — Cirrhose consécutive à la péritonite (sclérose par pénétration). — *Autopsie.* Tubercules pulmonaires et pleurésie sèche. — Tubercules péritonéaux. — Adhérences viscérales nombreuses.

Bernard (Théophile), 42 ans, mécanicien, est entré le 24 juin 1875,
salle Saint-Raphaël, nº 14, à l'Hôtel-Dieu, service de M. Oulmont.

Cet homme souffre dans le ventre depuis 11 mois et tousse beaucoup
depuis 6 mois.

Sa mère est morte de la poitrine ; son père est encore un robuste
ouvrier, et il a deux frères qui se portent bien.

Depuis 8 à 10 ans il a souvent fait des excès alcooliques. Il n'a
été malade que deux fois ; vers l'âge de 10 ans il eut une scar-
latine bénigne, et trente ans plus tard une pleurésie (il travaillait à
cette époque à la construction d'un pont). Cette pleurésie dura longtemps. A deux reprises différentes on lui tira deux litres de liquide à
la Charité.

Au mois de février 1874, les digestions devinrent pénibles.
C'était tantôt une sensation de barre au niveau de l'estomac, tantôt
une véritable douleur qui se calmait après quelques nausées ou seulement quand les aliments étaient rejetés. Peu à peu la douleur gagna le
côté droit de l'abdomen et s'y cantonna longtemps. Ce n'est que vers
le mois de juillet qu'il s'aperçut que son ventre grossissait assez
vite.

Il entra de nouveau à la Charité où il fut traité comme cirrhotique.
Après deux mois de régime lacté, son ventre avait presque complètement dégonflé.— Il reprit son travail.— Mais il avait perdu ses forces ;
il souffrait dans tout le côté droit ; il maigrissait beaucoup et son ventre grossissait rapidement.

Il contracta à la fin de décembre un rhume dont il ne put se débar-
rasser. Jamais il ne cracha de sang pur. A un moment donné, il a eu
beaucoup de dyspepsie ; après avoir épuisé ses ressources, il vient à
l'Hôtel-Dieu dans notre service.

A son entrée, il a un aspect cachectique des plus prononcés.
Emaciation considérable. Coloration cireuse des téguments. Œdème
des membres inférieurs surtout marqué aux pieds et à la face interne
et postérieure des cuisses. Peau chaude et sèche.

Ses yeux sont excavés et ternes, le regard fixe et sans expression ;
les pommettes saillantes, les joues ridées ; la langue est plate, sèche
et comme vernissée. L'appétit est complètement nul. Le malade a
quelquefois des nausées mais il ne vomit plus. La constipation alterne

avec la diarrhée. L'abdomen est irrégulièrement tendu, rénitent et sonore du côté gauche, complètement induré et légèrement rétracté dans toute la moitié droite. La matité est complète à ce niveau. Cette plaque inflammatoire dépasse en bas la ligne médiane sans occuper toute la fosse iliaque, et empêche le développement facile de la vessie. Depuis longtemps il a de fréquents besoins d'uriner.

On entend quelques cris intestinaux, on ne sent pas le moindre frottement pseudomembraneux. La pression du creux épigastrique est très-sensible et arrache des cris au malade. Les veines des parois abdominales sont peu dilatées. Il a une toux quinteuse assez pénible accompagnées de tiraillements douloureux dans le côté droit et s'irradiant vers l'épaule.

Les parois thoraciques sont à peu près symétriques. Les mouvements respiratoires sont moins étendus à droite qu'à gauche. De la submatité existe à droite jusqu'à l'angle inférieur de l'omoplate, c'est-à-dire quatre travers de doigt environ au-dessus de la matité hépatique.

Aux deux sommets on constate un défaut d'élasticité. La respiration en ce point est rude et soufflante. A droite, quelques craquements secs.

A la base droite existe un bruit de cuir neuf des mieux accusés. Peut-être la maigreur du sujet est-elle la cause de cette respiralion puérile qu'on entend dans le reste du thorax. Le bord antérieur des deux poumons est le siége d'un léger degré d'emphysème.

Les urines sont un peu albumineuses ; elles ne donnent pas de réaction amyloïde. Le malade n'a pas d'hémorrhoïdes et n'a jamais eu d'hémorrhagie.

Diagnostic. Péritonite chronique très-probablement tuberculeuse. Cirrhose.

Le malade ne put s'habituer à ne prendre que du lait.

Un mois après, quand nous constations un mieux sensible (le ventre surtout avait beaucoup diminué), il mourut subitement.

Autopsie :

L'encéphale est mou et anémié.

Le *cœur* est flasque, un peu hypertrophié. La fibre cardiaque a la couleur feuille morte des muscles dégénérés. La valvule mitrale seule est un peu ratatinée sur son bord libre et très-épaissie.

L'aorte est très-athéromateuse.

Dans les *poumons* on remarque des adhérences pleurales organisées et infiltrées de liquide gélatiniforme trouble correspondant au tiers inférieur du poumon droit et à une petite portion du diaphragme.

Le sommet droit est infiltré de granulations déjà en voie de régression. Dans le sommet gauche il n'y a qu'un petit nombre de tubercules crus.

On constate également un peu d'emphysème.

Intestins. — Le paquet intestinal est complètement masqué à droite par des fausses membranes épaisses, grisâtres. Elles s'étendent également du côté de la fosse iliaque gauche et jusqu'à la dernière portion du côlon descendant. L'angle du côlon transverse, l'estomac, la rate et une partie du côlon descendant sont libres de toute adhérence. Dans ces parties de la cavité abdominale, il y a du liquide trouble non complètement purulent en assez grande quantité, tandis que sous le gâteau de fausses membranes du côté droit il n'y a que des dépôts fibrineux agglutinant les anses intestinales.

Les parois de l'intestin sont très-épaisses et friables, restent béantes à la coupe. Leur calibre est double du calibre normal.

Péritoine. — Il n'existe pas de communication des anses intestinales entre elles. On n'y voit pas de granulations. La muqueuse intestinale est injectée et ardoisée par places, surtout du côté du bord libre, mais elle n'offre pas d'ulcérations.

Le péritoine pariétal adhère à ce niveau avec le paquet intestinal. A droite, il est seulement épaissi.

Des tubercules crus et jaunâtres infiltrent surtout les fausses membranes sur le péritoine pariétal. On en trouve quelques-uns disséminés au niveau des adhérences.

Tout le *foie* est englobé par une vaste coque fibreuse qui pénètre sa substance propre dans une faible épaisseur. Cette pénétration se fait par des prolongements fibreux à base adhérente à la capsule épaissie. Sur une coupe, le parenchyme hépatique paraît fibroïde à sa périphérie, lisse et brillant au centre. Il existe manifestement une hypertrophie du tissu conjonctif interstitiel dans la zone périphérique immédiatement située au-dessous de la coque fibreuse. On n'y constate pas de dégénérescence amyloïde.

La face externe de la vessie est entièrement confondue avec les néomembranes qui remplissent le bassin. Elle est petite et ratatinée.

Rien du côté des testicules. Les reins sont pâles et graisseux. La rate est volumineuse et diffluente.

On ne trouve des tubercules dans aucun de ces derniers viscères.

OBSERVATION XXIII.
(Communiquée par M. le Dr Rendu, médecin des hôpitaux).

Péritonite et pleurésie tuberculeuses. — Symptômes obscurs simulant d'abord une cirrhose, puis prédominance de phénomènes dyspeptiques et de vomissements, faisant penser à un cancer de l'estomac propagé à la plèvre (quatre thoracentèses hémorrhagiques. — Mort. — *Autopsie.*

Vantillard, 45 ans, puisatier, entre le 16 février, salle St-Louis n° 6.

Homme primitivement vigoureux. Comme antécédents pathologiques une fièvre typhoïde autrefois, mais aucune autre maladie. Mère morte à 75 ans ; père à 50 ans d'une affection chronique de poitrine.

Habitudes alcooliques prononcées, le malade buvait du vin et aussi de l'eau-de-vie le matin (surtout de l'eau-de-vie, parfois 10 à 12 petits verres). Comme accidents d'alcoolisme, ce malade a présenté longtemps des pituites, puis du tremblement, qui a presque disparu aujourd'hui : il était sujet à des bourdonnements d'oreilles.

Depuis deux ans et demi, altération de la santé, inappétence, anorexie, digestions difficiles, mais sans vomissements ; ce qui caractérise cette période de son affection, c'est l'indolence des symptômes, jointe à un amaigrissement prononcé.

Etat actuel.—Amaigrissement excessif, yeux caves, figure anguleuse, cependant teint assez coloré, jaune brun, nez coloré.

L'abdomen, en revanche, est distendu uniformément, il continue directement le thorax et bombe surtout dans l'épigastre. Développement des veines longitudinales dans la région épigastrique.

A la palpation, tension uniforme, surtout prononcée en bas et à gauche. Intestins sonores et distendus. Ascite manifeste sur les côtés des flancs. Sensibilité iliaque droite assez prononcée. Du reste pas d'œdème de la paroi ni des jambes. Celles-ci sont au contraire sèches et maigres.

Le foie est difficile à circonscrire : à la percussion, il paraît petit, mais peut être masqué par les intestins distendus. On ne sent pas son bord au-dessous des côtes. Rate assez volumineuse (à sa limite supérieure).

Couché, le malade souffre peu : il souffre beaucoup pour s'asseoir : dès qu'il fait effort, il a de la dyspnée. L'examen de la poitrine révèle du côté gauche un épanchement qui remplit la plèvre jusqu'à l'angle de l'omoplate (souffle, suppression des vibrations thoraciques et du murmure vésiculaire, égophonie, etc.).

Urines rares, épaisses, brunes, déposant abondamment; pas d'albumine.

Artères dures et sinueuses, assez dépressibles ; pouls dicrote, à faible tension; apyrexie ; cependant 80 pulsations.

Cirrhose.

17 février. Mensuration du foie, 16, à l'épigastre 8 1/2, par conséquent il est encore un peu plus gros qu'à l'état normal. Bruit du cœur faible. Pouls 100.

Le maximum des bruits du cœur s'entend sous le sternum ; le cœur est repoussé du côté droit, et dévié de sa direction. Le deuxième bruit est un peu dur. Sous la clavicule gauche, sonorité tympanique évidente la matité remonte au 3e espace intercostal. En arrière, la matité remonte jusqu'à la moitié de la fosse sus-épineuse. Ego-bronchophonie au niveau de l'angle de l'omoplate. Comme symptômes, cette pleurésie est complètement latente. Depuis un an, le malade a des étouffements de temps en temps. Il est probable que cet épanchement est fort ancien, car le cœur est beaucoup plus déplacé que ne le ferait supposer l'abondance du liquide. Enfin la mensuration montre que le côté gauche est plus petit que le côté droit, ce qui n'arrive jamais dans les épanchements récents. Pour M. Potain, l'épanchement est en voie de résolution, et la poitrine en train de se rétracter. De plus, le poumon ne paraît pas très-éloigné de l'oreille, et la respiration continue à s'y faire. Aussi M. Potain pense qu'en raison de l'ancienneté de l'épanchement, il n'y a pas lieu de ponctionner, au moins de vider la poitrine complètement, car il se reproduirait du liquide et il se ferait de la congestion pulmonaire. Actuellement l'importance de l'épanchement pleural disparaît devant l'importance des accidents hépatiques.

(Vin qq. B. alcalin).

Soir. Un peu de fièvre ; peau sèche et chaude. Pouls 100. Diarrhée toute la journée (5 selles liquides). Evacuations nombreuses après les repas ; dyspepsie flatulente.

Le 19. La diarrhée persiste. Il continue à y avoir de la paralysie intestinale et de la tympanite (bismuth).

Le 20. Moins de diarrhée. Urines en quantité insignifiante (même potion, 4 gr. bismuth, 20 gouttes teinture de noix vomique. Faradisation abdominale).

Le 22. La diarrhée est passée ; la tympanite persiste ; malgré la digitale, les urines sont rendues en quantité insignifiante ; elles déposent une quantité de phosphates considérable. Essoufflement dès que le malade fait effort, même pour s'asseoir.

Les signes stéthoscopique sont les mêmes ; le souffle sous-épineux a presque le timbre amphorique. En avant, l'épanchement semble avoir remonté ; la matité arrive jusqu'au 2e espace intercostal. Le bruit vésiculaire sous la clavicule est très-faible. Mensuration thoracique (à l'épigastre) 88 c. 1/2. A droite 44 c. 1/2, à gauche 44. Evidemment le côté gauche a subi une certaine ampliation. En raison de l'abondance de l'épanchement, qui refoule le cœur, et malgré l'absence de dyspnée, la thoracentèse est décidée.

Ponction capillaire en arrière, au-dessous de l'angle de l'omoplate. Issue *lentement*, et en fermant plusieurs fois le robinet, de 3 litres d'une sérosité sanguinolente, assez dense (1015), fortement albumineuse. Au moment même de l'écoulement, aucun accès de toux ; soulagement marqué au commencement, puis douleur assez vive à la fin de l'évacuation. On arrête l'écoulement quand on pense que la poitrine est à demi-vidée. La mensuration de la poitrine donne alors 86 c. 1/2 ; le côté gauche a perdu 2 c. 1/2 (42 centimètres).

Une heure après la ponction, le malade est pris d'une sensation d'oppression ; toux quinteuse, expectoration répétée d'un liquide assez filant, tenace, fort abondant (un crachoir entier) ; ce liquide examiné *est riche en albumine.*

22 février, soir. Le malade n'a pas de dyspnée et se sent soulagé ; il tousse de temps en temps. Il a de la fièvre ; le pouls à 100, la peau chaude, T. 39. A l'auscultation, le niveau du liquide a remonté de près de 3 centimètres ; cependant le bruit respiratoire s'entend, ainsi qu'une crépitation pleurale assez rude.

Le 23. Encore un peu de fièvre (90 matin, 100 le soir, Temp. 38°,7. Pas de dyspnée. L'épanchement est remonté de 4 centimètres depuis hier. Encore un peu de frottement à ce niveau.

Le 24. L'épanchement remonte à 6 centim. au-dessous de la ligne de niveau. Le liquide se reproduit dans une assez forte proportion : car le cœur a repris sa place première à droite du sternum, presque au niveau du mamelon droit. La matité, le soir, remonte à la fosse sus-épineuse ; le bruit respiratoire est très-faible, lointain et presque nul ; on ne perçoit de souffle qu'à la fosse sus-épineuse. En avant, sonorité conservée et bruit skodique partout, ce qui fait penser à des adhérences antérieures. P, 100 ; T. 30°; R. 30 (chiendent nitré).

Le 25. L'épanchement est remonté encore au-dessus de l'épine de l'omoplate ; il remplit toute la poitrine ; en avant, il n'y a de sonorité qu'immédiatement sous la clavicule avec le timbre skodique. Le cœur est à 6 centimètres du bord droit du sternum. Du reste, le malade n'a pas de dyspnée. La mensuration donne 86 c. 1/2 ; côté droit, 44 c. 1/2 ; côté gauche, 44.

Une deuxième ponction est pratiquée au même point que la dernière fois. Après un écoulement de 700 gr., il y a un retour notable de la sonorité. Le niveau redescend jusqu'au point de la première ponction, et cela, à un moment où il n'y a qu'un litre et demi d'évacué, ce qui prouve que le poumon a déjà repris en partie son ampliation. Aucune quinte de toux ne se produit. On évacue ainsi 2 litres 1/2 de liquide. A la fin de l'opération, la sonorité est revenue jusqu'au quart inférieur de la plèvre. La tendance à la reproduction de l'épanchement est donc moindre que la première fois.

Cette fois, les suites de l'opération sont très-bénignes. Sommeil tranquille, pas de toux ni d'expectoration albumineuse ; la respiration le soir est tranquille, le pouls à 90.

Le 26. Nuit bonne. La sonorité est conservée partout, sauf tout à fait à la base ; il n'y a pas d'égophonie. Le murmure vésiculaire est encore faible. Mensuration 42 côté gauche ; 43 1/2 à droite. Périmètre total 87 1/2. Il ne paraît pas s'être reproduit de liquide. En avant, sous la clavicule, vers l'aisselle, on entend quelques râles sous-crépitants. Mais le bruit respiratoire est moindre qu'hier après la ponction, ce qui indique un certain degré d'hyperémie pulmonaire.

Soir. Le murmure vésiculaire est nul à la base; l'épanchement s'est reproduit; la matité monte jusqu'à la moitié inférieure de la poitrine. Pas d'égophonie ni de souffle. P. 100 ; T. 38°,6; R. 30.

Le 27. Les symptômes fébri'es se calment; aucune dyspnée.

Le 28. Pouls à 84. Le cœur est revenu à sa position normale ; le maximum des bruits s'entend à la région précordiale. En arrière, la matité s'étend jusqu'à l'angle de l'omoplate. Respiration toujours obscure, mais sans souffle. La mensuration donne ce matin 43 1/2 à gauche, 44 à droite; le périmètre total est de 87 c. 1/2. La reproduction du liquide se fait très-lentement.

2 mars. Le niveau de la matité reste le même ; la respiration s'entend partout, mais est un peu soufflante à la base et vers la partie moyenne, jusqu'à l'angle de l'omoplate. La fièvre est complètement tombée. Le liquide est peu abondant.

3 mars. Ce matin, le niveau de la matité reste le même, mais on entend un *souffle à timbre amphorique* type, vers l'angle de l'omoplate. A ce niveau les vibrations thoraciques sont conservées, mais le son de la paroi thoracique est faible. Evidemment il existe en ce point de la condensation du parenchyme pulmonaire. Bronchophonie à ce niveau. Pouls 100. Mensuration 43,5 gauche ; 44,5 droite. Périmètre total 88 1/2. Il semble donc que l'épanchement se reproduit de nouveau.

Le 4. Le niveau du liquide s'est un peu élevé; il atteint la moitié de la fosse sus-épineuse. La paroi thoracique est très-légèrement œdématiée. Mensuration 45,5 gauche ; 44.5 droite. Malgré l'augmentation du liquide, la dyspnée est moindre. Tympanite abdominale toujours considérable, sans qu'il reste dans l'abdomen une quantité de liquide notable.

Troisième ponction dans l'espace intercostal inférieur au précédent. mais au même niveau, plus en arrière. L'opération donne issue sans provoquer la moindre quinte de toux, à 2 litres 1/2 d'un liquide très-hématique. Après la ponction, périmètre de la poitrine diminué de 2 centimètres (42,5 gauche ; 43,5 droite). Le son ne revient que dans les deux tiers supérieurs. En avant, son encore tympanique à timbre aigu. En arrière, respiration faible, sans souffle; timbre expiratoire un peu amphorique dans l'aisselle.

Le soir, état général satisfaisant, respiration tranquille. On entend quelques froissements pleuraux dans la région axillaire ; bruit vésiculaire peu intense, pas de souffle vrai.

5 mars. Ce matin on perçoit de la crépitation et du frottement au-dessous de la clavicule droite. Malgré l'évacuation du liquide, l'ampliation thoracique est presque nulle, 2 millim. à peine ; à droite, elle est au moins du double. Mensuration 43 à droite, 42 1/2 à gauche. Périmètre total 86,5 ; à l'auscultation, frottement pleurétique jusqu'à la

base. Simultanément diarrhée. Moins d'épanchement qu'hier soir, peut-être à cause de la diarrhée. T. 37°,3.

Le 6. Le frottement persiste en arrière jusqu'en bas, ce qui prouve que l'épanchement s'est complètement vidé. Malgré cela, la mensuration indique que l'ampliation totale du thorax est plus considérable (88) et les rapports sont renversés entre le côté droit (43,5) et le côté gauche (44). La respiration pulmonaire se fait avec beaucoup plus d'ampleur du côté gauche. Le son est encore obscur à gauche, mais le bruit respiratoire s'y entend, quoique faiblement.

Le 7. Le frottement de la base a disparu, a fait place à de l'obscurité du bruit respiratoire ; on entend à l'angle inférieur de l'omoplate un souffle voilé et de l'égophonie ; évidemment il s'est reproduit une légère quantité de liquide. Vibrations thoraciques conservées, mais affaiblies à gauche. Mensuration 43,5 à gauche, 43,5 à droite.

Le 8. La matité remonte jusqu'au milieu de la hauteur de la fosse sous-épineuse. Les vibrations thoraciques sont très-énergiques en ce point, jusqu'à 6 centimètres au-dessous de la ligne de matité ; dans tout cette étendue, égophonie type. Au-dessous, murmure vésiculaire faible. Son skodique à gauche.

(Vésicatoire à gauche et en arrière de la poitrine).

Le 10. A la suite du vésicatoire, il y a eu un abaissement notable dans le pouls et dans la température. Le niveau de la matité ne s'est pas élevé.

Le 11. Diarrhée assez forte cette nuit. La fièvre est assez forte et le thermomètre s'élève. Le niveau du liquide reste le même.

Le 12. La diarrhée continue ; le malade se plaint de pyrosis.

Le 13. Le niveau du liquide ne s'élève pas beaucoup, cependant la dyspnée est plus prononcée ainsi que la fièvre, le pouls est fréquent. La paroi thoracique recommence à s'œdématier.

Le 15. Le liquide s'abaisse un peu. La mensuration montre une rétraction notable du côté gauche (43 c. 1/2) et une ampliation du côté droit (44,5). La respiration est très-libre, et les vibrations thoraciques se font sentir dans presque toute l'étendue de la poitrine. Pas d'égophonie, moins de chaleur.

Soir. Nouvelle poussée fébrile assez forte.

Le 16. Le niveau de la matité a augmenté un peu. Ceci correspond à un accroissement de la mensuration (43 1/2 à gauche et 43 1/2 à droite).

Le 18. Bien que les signes locaux s'amendent et que les signes abdominaux n'augmentent pas, l'amaigrissement augmente et le malade se cachectise. Il a le sommet gauche douteux. Bruit skodique et matité dans la fosse sus-épineuse, absence à ce niveau de bruit vésiculaire. On se demande s'il ne s'agirait pas d'une pleurésie symptomatique de la tuberculose, et d'un tuberculisation péritonéale en raison de la diarrhée et du météorisme.

Interrogé de nouveau sur ses antécédents, cet homme affirme n'avoir jamais eu d'accidents thoraciques : aucun antécédent tuberculeux dans sa famille.

Il faut évidemment renoncer à l'idée de cirrhose, car il n'y a pas d'ascite, le foie ne diminue pas. Les indications fournies par le sommet gauche ne sont pas suffisantes pour affirmer ou nier l'induration. Au *sommet droit*, quelques râles sibilants.

Le 25. Etat absolument stationnaire ; l'épanchement n'augmente pas, l'appétit reste très-faible ; l'abdomen est stationnaire, sans aucune espèce d'ascite, mais avec de la tympanite. Le malade se plaint seulement de dyspepsie. Un peu de rétraction de la poitrine du côté de l'épanchement. Evidemment la quantité du liquide pleural est moindre, bien que le niveau de la matité reste assez sensiblement le même en arrière. En avant, il s'est considérablement abaissé ; quelques frottements pleuraux sous-claviculaires.

4 avril. Vomissements assez abondants hier, dans des quintes de toux. Dyspepsie ; renvois aigres continuels. Pas de nouveaux signes stéthoscopiques.

Le 6. La dyspepsie fait des progrès. Amaigrissement excessif, pâleur et teint jaunâtre ; renvois aigus incessants ; tympanite intestinale excessive, beaucoup de dyspnée. Quintes de toux fréquentes, et vomissements dans ces quintes de toux. Constipation alternant avec la diarrhée. L'auscultation pulmonaire ne fait entendre aucun signe nouveau. Dans l'après-midi, syncope momentanée, et vertige au moment de s'asseoir. Expectoration peu abondante, visqueuse et faiblesse extrême. Possibilité de cancer de l'estomac ; l'affection n'a pas la marche de la tuberculose, bien que M. Potain incline vers ce dernier diagnostic.

Dans la soirée, *vomissements noirs de matières mélœniques.*

Le 7. Affaiblissement considérable ; dyspnée extrême. Respiration diaphragmatique nulle. Une ponction est pratiquée dans l'espace intercostal, sur la ligne axillaire. Issue de 3 *litres de sérosité très-sanguinolente*, ne ressemblant en rien au liquide des précédentes ponctions.

Le 8. Soulagement marqué. Pas d'oppression ni de vomissements, mais fatigue extrême. Pouls à 120 ; R. 36.

Le 11. Ce matin, nouveaux vomissements, sans caractères mélœniques. Ces vomissements persistent jusque dans la soirée.

Le 12. L'affection stomacale s'accentue de plus en plus ; le malade ne peut presque rien garder de ce qu'il prend. La tympanite abdominale, depuis quelques jours, a considérablement diminué, ce qui permet d'explorer l'abdomen. Il semble que l'on sent au-dessus de l'ombilic, dans la région épigastrique, une masse indurée diffuse. La main, à ce niveau. est soulevée par des battements de l'aorte. Il n'y a du reste aucune douleur à la pression.

Depuis la ponction, le malade n'a plus de dyspnée ; on entend de nombreux froissements pleuraux au-dessous du mamelon et dans la région axillaire.

Le 15. Le malade est dans le marasme. Il vomit absolument tout, même le lait ; le liquide pleural ne se reproduit plus, la langue se sèche.

La mort survient le 17 avril.

A l'autopsie, on trouve, au lieu du cancer de l'estomac auquel on s'attendait, une péritonite tuberculeuse excessivement développée. Il n'existe pas une goutte de liquide dans le péritoine, mais tous les intestins sont englobés dans une masse d'adhérences, à teinte noirâtre et ecchymotique par places, formant sur d'autres points des masses caséeuses. L'épiploon englobe le tout. En détachant soigneusement les anses intestinales, on voit que leur face péritonéale est farcie de tubercules à tous les degrés d'évolution possible ; sur bien des points il s'est fait des hémorrhagies qui ont laissé des traces pigmentées noirâtres sur les intestins. Toutes ces adhérences sont très-solides, et l'estomac est littéralement englobé dans une masse caséeuse qui le bride de toutes parts. De là l'empâtement que l'on seutait les derniers jours, une fois la tympanite disparue. On conçoit très-bien également que la distension de l'intestin par les gaz empêchait complètement de sentir le gâteau de fausses membranes sous-jacentes.

Comme toujours, les fausses membranes elles-mêmes présentent des granulations tuberculeuses ; mais, sauf du côté de la vessie, il n'y a pas de masses caséeuses formées au niveau de ces fausses membranes. Leur présence à ce niveau explique pourquoi, à plusieurs reprises, le malade s'était plaint de difficulté à uriner, symptôme qui n'avait pas reçu son explication du vivant du malade.

Nulle part on n'a trouvé d'ulcérations tuberculeuses de la muqueuse intestinale.

Le péritoine pariétal, surtout sous le diaphragme, présente les mêmes lésions ; on comprend parfaitement, à voir cet empâtement de toute la région sous-diaphragmatique, pourquoi la respiration était surtout costale.

Les lésions pulmonaires sont les suivantes :

Les deux plèvres sont *remplies par un liquide très-sanglant*, surtout la plèvre gauche (3 litres environ). La surface pleurale est en effet tomenteuse et couverte de fausses membranes excessivement vasculaires, sous forme de houppes d'un rouge vif, saignant au moindre contact. D'innombrables tubercules se voient à sa surface, surtout à droite. Quant au feuillet viscéral qui recouvre le poumon, même apparence. Dans la scissure interlobaire droite, granulations tuberculeuses confluentes, rappelant exactement l'apparence d'une scissure sylvienne chez un méningitique.

Malgré toute l'attention, possible, *on n'a pu trouver aucune granulation tuberculeuse dans le poumon.* C'est là un fait très-exceptionnel. Le poumon était emphysémateux au sommet, splénisé et atélectasique aux points comprimés par l'épanchement. Les bronches n'étaient point dilatées ni remplies de pus.

Pas de granulations sur le péricarde, mais injection très-prononcée du feuillet fibreux pariétal.

En somme, tuberculisation confluente et très-avancée des séreuses pleurale et péritonéale, sans que les muqueuses ni les parenchymes fussent intéressés.

Le foie était congestionné, mais non cirrhotique.

OBSERVATION XIV.

(Communiquée par notre ami M. H. Rendu, médecin des hôpitaux.)

Alcoolisme chronique. — Tuberculose réceute. — Cachexie rapide. — Hémoptysies répétées. — Mort. — Autopsie (cirrhose et phthisie).

Jean Dayen, 48 ans, camionneur, né à Issoudun (Indre), entré en juin 1871, salle Saint-Lazare, n° 5.

Employé à l'Entrepôt des vins de Bercy, et comme tel suspecté fortement d'alcoolisme, bien qu'il prétende le contraire. On l'amène dans un état assez grave, avec des hémoptysies, de la toux et du délire. Il raconte assez mal que le début de l'affection remonte à un refroidissement pris au mois de novembre dans les tranchées de Créteil. En décembre, il eut une première hémoptysie. Depuis, il est resté constamment enrhumé et a craché du sang à plusieurs reprises. Peu de jours avant son entrée il a encore eu une hémoptysie. Il se plaint en même temps, depuis plus de quinze jours, d'une diarrhée séreuse qui le fatigue.

Ce qui frappe le plus à son arrivée, c'est un *délire tranquille* qui ne le quitte point. Il parle peu tout seul, mais sitôt qu'on lui adresse la parole, il suit ses idées et y répond en ayant toujours l'air de trouver absurdes les questions qu'on lui pose. Il reste somnolent. Du reste, il est sérieusement malade : ses traits sont tirés et amaigris, il a des nausées continuelles et fait des efforts pour vomir ; respiration haute, toux fréquente avec expectoration grasse, fièvre assez forte, 120 pulsations, crachats apoplectiques, haleine alliacée. Diarrhée continuelle.

A l'auscultation, on trouve un peu de submatité au sommet droit, mais aucun bruit anormal et pas un râle, malgré les crachats.

Malgré cela, on admet l'existence de tubercules pulmonaires.

Traitement. — Julep diacode. 5 gr. d'ean de Rabel. Sinapismes aux mollets.

10 juin. Ausculté de nouveau avec soin, il semble qu'on entende quelques craquements fins au sommet droit (?).

Badigeonnages iodés sur le thorax.

Soir. Le malade se plaint de douleurs hépatiques quand il tousse. La palpation de cet organe est sensible; il paraît plutôt petit que congestionné. Le ventre est ballonné, il y a peut-être un léger degré d'ascite. On se demande si, indépendamment de son affection pulmonaire, il n'y aurait pas en même temps de la cirrhose, ce qui coïnciderait avec la persistance chez lui du subdelirium alcoolique.

Le 13. Mêmes symptômes ; il reste solitaire, sans parler à personne, dans son délire tranquille. L'auscultation ne révèle rien de nouveau ; on ne trouve rien d'anormal, pas même du retentissement de la voix et de la toux. Tendance à l'hémorrhagie. Epistaxis fréfréquentes. Inappétence.

Vin d'absinthe, 50 grammes. 5 gouttes amères de Baumé aux repas.

Le 15. Crachats nummulaires phthisoïques. Quelques stries sanguinolentes. Délire un peu calmé, a fait place à de l'abattement. Etat général mauvais, diarrhée persistante, coliques vagues, engorgement de la paroi abdominale. L'idée d'une ascite se confirme.

Le 20. Hémoptysie considérable sans cause occasionnelle connue, le malade a craché près de deux crachoirs de sang. Dyspnée, cependant pas de râles bullaires.

Limonade sulfurique, sinapismes aux jambes, aliments froids.

Le 21. L'état mental persiste à être bizarre, quoique moins qu'au début. Œdème des jambes, des bras et de la paroi abdominale. Crachats apoplectiques. Quelques râles à l'expiration sous la clavicule droite. Douleurs hépatiques à la pression, persistance de la diarrhée quoique moindre. Les signes de l'ascite, sans être encore évidents, sont plus nets que les semaines précédentes.

Le 23. Nouvelle hémoptysie, les signes de l'ascite sont plus caractérisés ; en déprimant brusquement la paroi abdominale à l'hypochondre droit, on arrive sur le foie qui paraît hypertrophié. L'idée de cirrhose se confirme, bien qu'il n'y ait pas de circulation abdominale complémentaire.

Les poumons, examinés avec soin, donnent de la submatité très-nette en haut et à droite, de la respiration rude à ce niveau, à gauche quelques râles disséminés.

Soir. Encore une hémoptysie.

Le 24. Diarrhée permanente par suite du mauvais fonctionnement du foie et de l'estomac.

Suppression de la limonade citrique. Julep avec 2 gr. d'ergotine.

Le 25. Encore une hémoptysie.

Amaigrissement rapide ; langue noire, sèche et terreuse. Les veines abdominales se voient davantage. Respiration rude à droite, matité évidente de ce côté ; pas de râles muqueux. Il est vrai que le malade respire fort mal.

Julep avec 4 grammes d'extrait de ratanhia.

Mort le 26 juin sans souffrance ni délire.

Autopsie le 27.

Poumons très-congestionnés. Le poumon droit présente au sommet deux noyaux gros comme un œuf de pneumonie caséeuse type, jaunâtre, solide, qui donnaient pendant la vie de la rudesse à la respiration. Au-dessous, nombreux noyaux disséminés de tubercules gris et jaunes à tous les états.

Au centre du poumon gauche, mêmes lésions, tubercules gris disséminés ; de plus, cavité anfractueuse et grosse comme une noix où se faisaient les hémoptysies, car elle est remplie de sang et de mucosités purulentes. Cette caverne, placée au milieu du lobe supérieur du poumon, et isolée de la paroi par du tissu à peu près sain, n'a donné lieu à aucun symptôme stéthoscopique pendant la vie, malgré le soin avec lequel on l'a cherchée. Autour, tissu pulmonaire induré, infiltré de sang.

Liquide assez abondant dans la cavité pleurale. *Plèvres* épaissies et recouvertes d'exsudats et de fausses membranes. Dans le hile du poumon, sur la plèvre médiastine, nombreuses granulations tuberculeuses en voie d'évolution.

Foie, — Très-gros, dur, granité, tacheté de points bruns avec saillies d'un noir grisâtre, bref, tous les signes d'une cirrhose confirmée. Tissu fibreux très-manifestement hypertrophié. Au microscope, cellules hépatiques détruites ; celles qui restent sont séparées des voisines par du tissu conjonctif et infiltrées de graisse ; d'autres jaunâtres sont colorées par la bile. Vésicule distendue par la bile ; celle-ci jaunâtre et pâle, filante. Capsule de Glisson épaissie ; périhépatite.

Epiploon et péritoine infiltrés de granulations tuberculeuses très-abondantes, surtout dans le péritoine pariétal et sur le grand épiploon. Liquide très-abondant dans l'abdomen.

Reins gros, pâles, flasques, anémiques. Certaines portions sont dégénérées. Cependant, au microscope la plupart des tubuli sont sains ; quelques-uns graisseux, ainsi que quelques corpuscules de Malpighi. Pas de tubercules sur les calices et les bassinets.

Intestins sains. — Pas de granulations tuberculeuses.

Testicules mollasses, adhérence ancienne de la tunique vaginale ; pas d'épididymite tuberculeuse.

Cerveau congestionné. Pie-mère rouge et infiltrée. Quelques opales-

cences le long des artères de la base et sur les côtés des lobes frontaux :
pas de tubercules proprement dits.

OBSERVATION XV (personnelle).

Anorexie. — Malaise général. — Pseudo-fièvre intermittente. — Gonflement
du ventre. — Émaciation. — Ictère. — Purpura. — Sensation de flot mal caractérisée.

Diagnostic : Cancer des voies biliaires et péritonite aréolaire simple.

La nommée X..., âgée de 46 ans. Entrée le 6 juin 1877, salle Sainte-
Monique. Service de M. Millard à Beaujon.

Bons antécédents héréditaires : Son père est mort d'une affection
cardiaque, sa mère, à 77 ans, n'avait jamais été malade. Elle n'a qu'un
frère qui se porte bien.

Réglée à 15 ans, époques régulières; mariée à 21 ans, elle a eu
2 enfants qu'elle a pu facilement élever. Sa santé n'a jamais été troublée que par quelques migraines et des crampes d'estomac.

Depuis quelques mois, malgré le·quinquina et le fer, l'appétit se
perdait de jour en jour. Souvent elle souffrait du creux épigastrique;
ni nausées ni vomissements; digestions assez bonnes.

Il y a deux mois, elle eut un malaise général, elle avait de la fièvre
assez irrégulièrement, et bientôt se déclara une jaunisse qui, malgré des
purgatifs répétés, l'eau de Vichy, etc., s'accentua peu à peu. Son
ventre grossit rapidement. Comme elle était fort gênée pour respirer,
on lui fit une ponction un mois avant son entrée à Beaujon.

Quelques jours après qu'on lui eut tiré 10 litres de liquide jaunâtre,
elle se plaignit d'une douleur sourde et diffuse dans tout l'abdomen.
La constipation était opiniâtre. Elle avait quelques nausées. Son ventre augmenta assez vite, on appliqua un vésicatoire au-dessous des
fausses côtes droites.

État de la malade à son entrée.

Faiblesse extrême, émaciation des plus accusées. Ictère très-foncé,
peau chaude et squameuse. Taches purpuriques symétriquement disposées à la partie antérieure des bras et des cuisses. Ventre très-développé. Les veines abdominales sont peu dilatées. On constate une résistance égale dans toutes les régions. Un bruit hydroaérique existe au
niveau de l'S iliaque et du cœcum. Dans tout le reste de l'abdomen la
matité est presque absolue. La sensation de flot n'est pas nettement
appréciable. Aucune tumeur ne paraît exister ni du côté du foie, ni du
côté de l'estomac. La rate est assez volumineuse (il est difficile de la
limiter en bas). Les organes du bassin sont indemnes. Le siége est
rouge et non ulcéré. La matité hépatique se confond avec la matité de
l'ascite. L'urine est très-chargée de bile. Pas d'albumine.

Tapret.   8

Le cœur n'est le siége d'aucun bruit morbide. Les battements sont réguliers mais peu énergiques.

Dans la *poitrine* on ne trouve rien sinon un peu de matité à la base droite et un affaiblissement de la respiration en ce point avec quelques frottements.

Diagnostic. — Affection organique du foie. Péritonite cancéreuse, réserves en faveur d'une cirrhose.

Le lendemain la malade ne peut se lever, elle laisse aller sous elle. La température est au-dessous de la normale.

Dans la soirée, le coma commence. Mort à 7 h. du matin.

Autopsie. — Liquide céphalo-rachidien un peu jaunâtre. Pas d'altération de la substance cérébrale.

Poumons légèrement emphysémateux au niveau de leur bord antérieur. Pas de noyau apoplectique ou cancéreux. A la base du poumon droit existent des adhérences récentes infiltrées de liquides. Entre la base et le diaphragme, on trouve des néomembranes en voie d'organisation; les unes rattachant le poumon au diaphragme, les autres (et celles-ci sont les plus nombreuses) formant des élevures ou végétations rougeâtres à la surface de la plèvre.

Le *cœur* est flasque. Les *valvules* sont saines. La fibre cardiaque est pâle.

A l'ouverture de l'abdomen, on constate l'existence d'une péritonite aréolaire généralisée. Les fausses membranes parfaitement organisées forment un réticulum rougeâtre partout continu, semblable à celui que l'on obtiendrait en infiltrant l'eau du tissu cellulaire préalablement insufflé.

Un liquide jaune foncé non sanguinolent, non gélatineux, non visqueux, remplit les mailles de ce réticulum conjonctif de nouvelle formation (l'examen histologique confirme absolument la description macroscopique). Ce liquide s'écoule en petite quantité par l'ouverture abdominale. La plus grande partie reste emprisonnée dans les mailles néo-membraneuses.

Lorsqu'on introduit la main dans l'abdomen, on a la sensation du velouté que donnerait le tissu pulmonaire distendu par de l'emphysème et infiltré de liquide.

Le péritoine est fortement épaissi et tomenteux dans l'intervalle des mailles de ce tissu aréolaire inflammatoire.

Le feuillet pariétal se détache facilement des parois abdominales et du bassin.

Les viscères enlevés tout d'une pièce sont entièrement masqués par les fausses membranes et le liquide qui reste infiltré.

Pas de granulations. Tubercules en aucun point. Les petites saillies de la face libre du péritoine sont formées d'éléments embryonnaires.

Le liquide contient de la fibrine en grande quantité, des éléments épithéliaux très-fortement colorés par le pigment biliaire, des globules rouges et blancs et des paillettes isolées ou agglomérées de cholestérine.

Le foie a son volume normal. Son tissu est entièrement masqué par les fausses membranes; lorsqu'on cherche à le détacher des autres viscères, on s'aperçoit que des adhérences anciennes et épaisses le rattachent à l'estomac et au côlon transverse. Ces adhérences fibreuses coupées, apparaît un squirrhe des voies biliaires.

La vésicule est comme emprisonnée dans une coque fibreuse de 6 millimètres environ d'épaisseur. Elle est remplie de gravelle hépatique sans liquide. Du côté du foie, la coque fibreuse commence à envoyer des prolongements dans l'épaisseur du parenchyme; du côté du péritoine, elle se confond avec les adhérences fibreuses. Dans le hile du foie, les canaux hépatiques, la veine porte et l'artère hépatique sont emprisonnés dans un noyau fibroïde qui prolonge le col de la vésicule.

Pas de ganglions de noyaux squirrheux en aucun point. Le pylore ne participe point à la dégénérescence. Le pancréas est un peu plus volumineux qu'à l'état normal.

La rate est grosse et dure.

Les reins ne sont point altérés.

L'intestin est peu rétréci, ses parois sont épaissies et comme chagrinées.

Rien dans *les organes du petit* bassin.

Obs. XVI. (Personnelle.)

Troubles gastro-intestinaux (peu accusés depuis 18 mois). — Tuméfaction lente et progressive de l'abdomen. — Coliques. — Pleurésie. — Marasme. — Ictère — Ascite et tympanisme, — *Diagnostic pendant la vie.* — Péritonite chronique.

Joly Dothus, 43 ans, forgeron est entré le 24 juillet 1877, salle Beaujon, n° 4 ; service de M. Millard.

Ce malade dit n'avoir jamais eu de maladies antérieures ; il avoue quelques excès alcooliques et des pituites survenant le matin à jeun. Depuis trois mois il s'aperçoit que son ventre grossit ; mais depuis trois semaines seulement il souffre du ventre à un tel point qu'il a du cesser son travail. Il y a quinze jours, on lui a appliqué en ville un vésicatoire volant au niveau de l'hypochondre droit, au point le plus douloureux ; le malade a beaucoup maigri et perdu ses forces depuis trois semaines ; il se plaint d'être constipé. Son ventre aurait, dit-il, un peu diminué depuis quelques jours.

Le 25. *Etat actuel.* — On est tout d'abord frappé de la maigreur du visage contrastant avec le volume du ventre. Les conjonctives présentent une teinte subictérique. Le ventre très-volumineux, offre une forme assez irrégulière qui éloigne tout d'abord l'idée d'une ascite ; sa forme est, en effet, celle d'un ovoïde irrégulier à grosse extrémité supérieure et pointant un peu en avant. Les veines superficielles sont dilatées. A la percussion, le malade étant dans le décubitus dorsal, on ne trouve de sonorité que dans une région très-limitée au-dessus de l'ombilic. Le phénomène du flot n'est pas appréciable partout où existe la matité. Quand on fait coucher le malade alternativement sur l'un et l'autre côté, le liquide se déplace, mais il n'obéit que lentement et incomplètement aux lois de la pesanteur. Le ventre est d'ailleurs très-tendu et la palpation ne fait pas constater autre chose qu'une rénitence générale de l'abdomen. Toutes ces explorations sont peu douloureuses.

L'examen du cœur ne fait rien constater d'anormal.

Celui des poumons donne les résultats suivants : en avant, sonorité exagérée à la percussion sous les deux clavicules et faiblesse du murmure respiratoire, par conséquent emphysème ; en arrière, submatité dans la fosse sus-épineuse gauche, matité aux deux bases, remontant plus haut à droite ; le murmure respiratoire est aboli dans le cinquième inférieur du poumon à gauche, dans le tiers inférieur à droite ; à ce niveau on entend quelques frottements.

Pas d'œdème des membres inférieurs. Atrophie du testicule gauche.

La teinture d'iode décèle dans l'urine la présence des matières colorantes de la bile.

M. Millard diagnostique une péritonite chronique probablement tuberculeuse.

Prescriptions : gomme sucrée, scommonée 1 gr. ; lavement avec miel de mercuriale, 60 gr. dans le cas où le malade vomirait la médecine ; frictions sur le ventre avec de l'huile de camomille camphrée ; potages au lait ; 1 pilule de cynoglosse pour la nuit.

Le 26. La coloration ictérique des conjonctives est plus accusée que la veille.

Le malade qui n'a été qu'une fois à la selle est dans le même état ; la pression en un point de l'hypochondre droit fait apparaître dans une région très-limitée de la grandeur de la main environ, une ondulation manifeste de la paroi abdominale.

Le 27. Le malade a été trois fois à la selle abondamment et dit avoir rendu un peu de sang rouge ; il accuse un grand soulagement. Le ventre a diminué de volume ; il est aussi moins tendu, moins rénitent, et sa forme est un peu différente, il pointe moins en avant Les résultats fournis par la percussion ont complètement changé : il y a maintenant, le malade étant dans le décubitus dorsal, de la sonorité dans les flancs et l'hypogastre, de la matité au niveau et au-dessus de l'ombilic ; ces résultats sont à peine modifiés quand le malade se déplace ;

dans le flanc le plus déclive, persiste toujours de la sonorité ; dans les changements de position du malade, on entend un bruit de glou glou. Lorsqu'on déprime la paroi abdominale, à droite de l'ombilic, avec la main posée à plat, on a très-nettement la sensation qu'on chasse une couche de liquide et qu'on arrive sur quelque chose de dur et de rénitent.

Prescriptions : 2 verres d'eau de Sedlitz.

Le 28. Le malade a été une dizaine de fois à la selle ; il accuse des selles grisâtres, décolorées.

Prescriptions: vin de quinquina, 60 gr. Vésicatoire volant au niveau de l'hypochondre gauche.

Le 30. V.q.q. 60 gr., avec sirop d'écorces d'oranges amères 30 gr. 1 degré. 1 Bordeaux

L'ictère a diminué ; le malade se trouve mieux.

1 août. L'ictère a à peu près disparu. La percussion fait entendre par moments des gargouillements et des bruits constituant le cri intestinal ; en certains points la percussion chasse les gaz et sans déplacement du malade la sonorité succède à la matité trouvée l'instant d'avant. On constate un peu d'œdème à la racine des cuisses. Le malade a 5 à 6 selles liquides par jour.

Prescriptions : potion cordiale. 2 Bordeaux. Cataplasmes sur le ventre. Lavement émollient.

Le 2. L'amaigrissement, apppéciable surtout à la face, fait tous les jours des progrès ; c'est le type du facies abdominal. La voix est éteinte. On trouve aujourd'hui de la matité partout excepté en un point de l'hypochondre droit ; c'est, croit-on, le côlon transverse qui s'est interposé entre la paroi abdominale et le foie ; au-dessous de ce qu'on croit être le côlon transverse, dans la région ombilicale, on trouve à la palpation une dureté presque ligneuse du ventre. La dilatation des veines superficielles s'accentue davantage.

Le 3. On constate que la bouche est tapissée par une éruption de muguet. Refroidissement des téguments appréciable au toucher.

Le 4. Agonie et mort à 11 h. du matin.

L'autopsie, pratiquée le 5 août, donne les résultats suivants :

A l'ouverture du ventre, on trouve le foie énormément augmenté de volume et remplissant presque tout l'abdomen ; il a la forme d'une feuille de trèfle gigantesque dont la foliole moyenne descendrait au-devant de la masse intestinale plus bas que l'ombilic, les autres folioles remplissant les deux hypochondres ; le lobe gauche du foie, intact, remplit l'hypochondre gauche, couvre la rate qui a conservé son volume normal et cache l'estomac qui est refoulé en arrière et au-dessous de lui sous la moitié gauche du diaphragme qu'il soulève ; le lobe droit du foie est divisé en deux parties séparées par une échancrure appréciable sur son bord antérieur, et c'est cette division qui le fait ressembler à une feuille de trèfle ; de ces deux parties l'une remplit tout l'hypochondre droit, l'autre est située au-devant de la masse intestinale ; la vésicule biliaire qui fait partie de cette dernière n'est distante du pubis que de 10 à 12 centimètres environ. Tout ce lobe droit du foie est rénitent au toucher comme un kyste ; il est uni à la paroi abdominale antérieure par des brides péritonéales ; ces adhérences sont surtout serrées au niveau de toute la moitié droite du diaphragme, si serrées que les tentatives faites pour décoller le foie à ce niveau en amènent la rupture ; il s'échappe un flot de liquide séro-purulent entraînant des débris jaunâtres volumineux, d'apparence muqueuse ; l'on voit alors qu'il s'agit d'un kyste hydatique suppuré ; le lobe droit n'est plus constitué que par deux énormes cavités dont le tissu hépatique refoulé et atrophié forme la paroi épaisse de 4 à 5 millimètres en moyenne. Il existe un peu de sérosité dans l'abdomen. L'intestin est sain ; la dernière portion de l'iléon et le côlon ascendant ont seulement leurs parois très-œdématiées et très-injectées; on attribue ces lésions à la compression ; les ganglions mésentériques sont aussi plus volumineux qu'à l'état normal.

Le cœur est sain. Il y a des adhérences pleurales des deux côtés et dans la plèvre droite un peu de sérosité.

Les reins sont normaux ; la compression a seulement un peu modifié la forme et changé les rapports du rein droit.

OBSERVATION XVII

(Communiquée par mon collègue et ami C. Champetier de Ribes)

Phthisie pulmonaire chronique. — Tuméfaction de l'abdomen. — Douleur surtout marquée dans la fosse iliaque gauche. — Empâtement en ce point. — Autopsie : Cavernes tuberculeuses dans les poumons. — Pleurésie. — Ovarite et péritonite chroniques suppurées.

Louise C..., 34 ans, domestique, entrée le 9 mai 1877 salle Sainte-Claire, n° 28, hôpital Beaujon : Service de M. Moutard-Martin.

A son entrée, on constate les signes d'une phthisie pulmonaire avancée : gargouillements aux sommets des deux côtés en avant et en arrière.

De plus la malade a souvent de la diarrhée et souffre du ventre depuis fort longtemps.

Elle a eu deux couches faciles : la dernière il y a sept ans ; elle fait remonter à ce moment ses douleurs abdominales.

Elle n'a d'ailleurs jamais eu de vomissements.

Elle meurt dans le service le 27 juillet.

Pendant toute la durée de son séjour elle se plaignit de douleurs abdominales : celles-ci avaient pour siége constant la fosse iliaque gauche, et s'irradiaient dans la cuisse du même côté ; elles étaient très-vives et n'étaient calmées que par les injections sous-cutanées de chlorhydrate de morphine qu'on faisait matin et soir.

La palpation de l'abdomen faisait constater l'existence d'un empâtement dont la forme et les dimensions ont pu donner l'idée qu'on avait affaire à un rein déplacé.

Chaque soir la malade présentait une fièvre assez vive : elle toussait peu et ne crachait guère. Quelques jours avant sa mort elle fut prise de diarrhée abondante; elle en aurait eu, dit-elle, plusieurs fois déjà. L'appétit n'avait pas disparu, car jusqu'à ce moment elle mangeait une portion ; mais à la fin elle ne put manger que des potages et les rejeta plusieurs fois.

Dans les deux ou trois derniers jours il survint un peu d'œdème des membres inférieurs : le ventre n'avait pas sensiblement augmenté de volume.

Elle mourut sans doute épuisée par la diarrhée.

Autopsie le 29 juillet.

Les deux *poumons* sont creusés de vastes cavernes.

La paroi antérieure de l'*abdomen* étant incisée sur la ligne médiane, on aperçoit les anses intestinales très-rouges, un peu ratatinées, libres les unes sur les autres, non recouvertes par l'épiploon dont le volume est très-petit. La cavité péritonéale contient une petite quantité de liquide séro-purulent : ni le feuillet pariétal de la séreuse, ni son feuillet viscéral ne présente trace de néo-membranes ou de granulations tuberculeuses.

Au niveau de la partie supérieure de la fosse iliaque gauche, à quatre travers de doigt au-dessus du pli de l'aine, la paroi abdominale antérieure est soudée par des adhérences solides aux parties profondes.

Il existe là une tumeur qui adhère à cette paroi, mais que l'on peut circonscrire par sa face postérieure. L'examen de cette tumeur montre qu'elle est formée par deux anses de l'intestin grêle d'une part, l'ovaire gauche et le pavillon gauche d'autre part, et enfin par la face profonde de la paroi antérieure de l'abdomen ; ces différentes parties constituent un kyste rempli de pus. Il ne nous a pas paru que la poche présentât de fissure par où le pus ait pu fuser dans la cavité du péritoine. Les portions d'intestin en contact avec le pus n'étaient pas ulcérées ; la muqueuse intestinale à ce point, pas plus d'ailleurs, que dans les autres ne présentait d'autre altération qu'une injection vive. Cependant toutes les tuniques de l'intestin étaient légèrement épaissies et œdémateuses.

L'*utérus* avait sa situation et sa direction normales ; son volume n'était pas changé. De sa corne gauche partait un cordon du volume d'une plume d'oie et long de plus de 20 centimètres ; il aboutissait à la tumeur et représentait les ligaments de la trompe et de l'ovaire réunis. L'ovaire parfaitement reconnaissable était augmenté de volume; sa surface libre contenue dans le kyste purulent était recouverte de matière caséeuse. Il y avait dans la substance même de l'organe un petit noyau caséeux.

OBSERVATION XVIII (personnelle).

Tumeur ovarienne sarcomateuse ? masquée par de l'ascite. (Millard).
Péritonite chronique (Barth).
Cirrhose (Ricord).

Madame A. G..., 23 ans.

C'est une jeune femme d'une santé robuste jusqu'à 18 ou 19 ans. Elle se rappelle cependant que la marche, la voiture, la danse ont toujours provoqué des douleurs sourdes dans le bas-ventre. Il y a deux ans, à la suite d'une tournée artistique fatigante en province, elle a eu une diarrhée intense qui a persisté une huitaine de jours et lui a laissé une grande impressionnabilité de l'intestin. Les fonctions digestives se sont toujours bien faites.

Au mois d'octobre 1876, elle s'est aperçue que les douleurs de ventre étaient un peu plus vives et que le ventre paraissait légèrement augmenter. Pas de fièvre ni de vomissements. L'anémie, qui s'était produite lentement, s'accusait par une décoloration complète des muqueuses, et une teinte jaune-paille de la peau lorsque le D\u02b3 Baudin fut appelé le 5 novembre 1876.

État actuel. — Après avoir examiné les poumons et le cœur qui ne présentaient rien d'anormal, le foie dont le volume parut petit, le ventre fut inspecté. Il était plutôt bombé que plat. La palpation ayant révélé en même temps qu'une certaine rénitence de la sensibilité dans la région inguinale droite, M. Baudin pratiqua le toucher et sentit dans la région ovarique droite un engorgement, un empâtement donnant la sensation des engorgements des ligaments larges, douloureux, laissant cependant l'utérus mobile et dans sa position normale. Constipation.

Il y avait une grande quantité de liquide dans le péritoine, et ce liquide paraissait absolument libre. On prescrivit des vésicatoires dans la région douloureuse, puis des badigeonnages à la teinture d'iode ; en même temps, pour calmer et pour combattre la constipation, on administra des pilules d'extrait de ciguë et de poudre de feuilles de belladone.

Le 9 décembre 1876, le D\u02b3 Péan trouvait une collection liquide abondante, et dans le bassin, une masse solide annexée au côté gauche de l'utérus. Cette masse solide était probablement une tumeur sarcomateuse ou hématique de la région utéro-ovarienne gauche.

Le ventre n'avait pas cessé d'augmenter de volume. M. Barth penchait vers la péritonite, tandis que M. Ricord se préoccupait surtout du foie. On essaya de la diète lactée qui ne put être supportée, puis des badigeonnages iodés avec collodion par-dessus. Pas de résultats. Les urines très-chargées et peu abondantes furent examinées par M.Méhu. On n'y trouva rien qui pût faire rattacher cet épanchement à une maladie des reins ou du foie.

Le 24 janvier 1877, l'épanchement étant très-considérable et la malade étant dans un état d'angoisse extrème, une ponction fut faite. Dans le liquide M. Méhu ne trouva pas trace de fibrine, mais seulement des leucocytes en grande quantité.

Le liquide se reproduisit avec une grande rapidité, quoiqu'on eût essayé des fumigations aromatiques, du vin diurétique amer de Trousseau, et le 21 février il fallut recourir à une nouvelle ponction qui donna le mème volume de liquide. Le ventre débarrassé par la ponction, on put constater que dans le bassin du côté droit existait une petite tumeur dont on ne pouvait déterminer la forme et l'étendue, mais qui semblait dépendre de la région ovarienne gauche.

L'épanchement se reforma si vite que le 10 mars une troisième ponction était nécessaire (toujours la même quantité de liquide).

Enfin le 30, quatrième ponction (12 litres de liquide ayant toujours les mêmes caractères et la même composition). Cette fois, la tumeur a fait de sensibles progrès, elle offre les dimensions du poing. Dans sa partie abdominale, elle paraît dure et bosselée. L'amaigrissement n'est pas très-rapide ; pas d'aspect cachectique à proprement parler.

Ce cas est semblable à celui que nous observons en ce moment dans notre service.

Une femme de 52 ans vient depuis dix-huit mois se faire ponctionner toutes les six semaines. Au début, la tumeur qui provoque cette ascite était à peine appréciable. Aujourd'hui elle remplit le huitième de la cavité abdominale. La santé générale se maintient mieux que celle de Madame G..., parce qu'elle est moins préoccupée de son état.

OBSERVATION IX.

Périmétrite ancienne. — Douleur vive. — Gonflement du ventre. — Epanchement abdominal (liquide sanguinolent). — Phénomènes généraux graves. — Liquide purulent. — Amélioration progressive. — Enkystement de l'épanchement. — Nouvelle évacution de pus. — Guérison (il ne reste qu'une masse indurée).

D... (P.), 35 ans, cuisinier, entre le 11 mars 1877, salle Sainte-Monique, service de M. Millard.

Les renseignements qu'elle fournit ne donnent point lieu de croire qu'elle ait des antécédents diathésiques héréditaires : elle se porte mal depuis sa dernière couche. La menstruation se rétablit difficilement , cessa d'être régulière et s'accompagna de douleurs dans la moitié droite du ventre, Pendant 6 ans, à chaque époque menstruelle, les mêmes phénomènes revenaient avec plus ou moins d'intensité. Il y a un mois les souffrances furent plus vives et le ventre gonfla : la malade fut forcée de garder le lit. Cette douleur est continue, on l'exagère par la pression et on constate que le maximum d'intensité se trouve dans la fosse iliaque droite. Il est difficile de s'assurer s'il existe un exsudat péritonéal. L'état général est assez bon, la fièvre est peu vive, la langue est blanche et humide, l'appétit est nul.

Au toucher vaginal, on trouve le corps de l'utérus dans sa position normale ; les culs-de-sac sont souples mais douloureux ; le col est légèrement fléchi en avant. Le toucher provoque un léger écoulement sanguin de mauvaise odeur.

Ni sucre, ni albumine dans les urines.

Sangsues, cataplasmes laudanisés sur le ventre.

Eau de seltz, glace, injection de morphine, 10 centigr. d'extrait thébaïque, bouillons.

Le 13.— La fièvre diminue, mais la malade a vomi. L'application de sangsues n'ayant amené aucun soulagement, on applique un vésicatoire sur le ventre.

Le 16, — Nausées non suivies de vomissement. Pas de selles depuis quatre jours.

Limonade magnésienne 40 grammes.

Le 17. Les selles ont été abondantes et suivies de quelques coliques.

Les jours suivants la diarrhée continue.

Les 19 et 21, deux vésicatoires furent appliqués l'un à droite, sur le point le plus douloureux, l'autre à gauche sur l'hypogastre. La malade se plaint de douleurs lancinantes spontanées en cet endroit.

Le 24. La malade a eu ce matin et pour la deuxième fois un étouffement. Le ventre est un peu plus gros, tendu, dur et douloureux, surtout dans tout le flanc gauche. Quelques râles mêlés de frottement aux bases.

Cataplasmes, potion morphinée et éther 1 gramme.

Ce nouvel état n'étant que légèrement modifié, on applique un vésicatoire sur le point douloureux.

Le 30. La nuit dernière, la malade a été très-agitée. Aujourd'hui, les grandes lèvres et les jambes, surtout au niveau des malléoles, sont œdématiées. Il y a de l'épanchement dans toute la partie sous-ombilicale de l'abdomen. Le ventre est mat, rénitent. La matité persiste dans les mêmes points malgré les changements de position.

Nouveau vésicatoire.

Le 1er avril. L'œdème des jambes augmente. Les urines contiennent une grande quantité d'albumine. Rien au cœur.

Le 9. Douleurs vagues, agitation, peau un peu chaude, pouls normal. Grand vésicatoire sur le ventre.

Le 12. Œdème des membres supérieurs.

Le 13. Le ventre est très-ballonné. La vessie ne contient qu'une petite quantité d'urine renfermant du sang et des flocons qui se déposent lentement au fond du verre en une masse gris sale.

Traitée par de l'acide nitrique, il se forme un précipité blanc sale très-abondant.

Le 18. Le volume du ventre ne diminuant pas, on fait la paracentèse. Ecoulement de 3 lit. 125 gram. de liquide rouge brunâtre.

Le 10 mai. Le liquide se reforme, de nouveau le ventre se ballonne. Matité à la percussion.

Les organes génitaux externes sont souvent le siége de douleurs atroces, cependant le toucher vaginal n'indique rien de particulier.

L'œdème des jambes a diminué. Le ventre est proéminent, la paroi antérieure de l'abdomen est soudée à la tumeur. Il semble qu'une collection liquide a soulevé le gâteau intestinal.

L'état général est mauvais ; l'appétit a disparu ; la pâleur et l'amaigrissement sont très-prononcés. Des vomissements bilieux ou alimentaires surviennent à chaque instant. Diarrhée surtout la nuit.

Quand la malade fait des efforts, elle éprouve des tiraillements qui lui semblent remonter jusqu'au gosier. Douleurs violentes aux grandes lèvres. Vésicatoires sur le ventre.

Le 16. Le ventre est un peu plus souple, mais toujours globuleux et saillant en avant. Les vomissements bilieux sont moins fréquents.

Le 24. Deuxième paracentèse donnant issue à 2 litres 800 gram. de pus jaunâtre, couleur café au lait.

Le liquide se reformant avec une grande rapidité, deux nouvelles ponctions sont faites les 17 juin et 4 juillet. La première donne 1750 grammes de pus rosé, d'odeur fade ; la deuxième, un litre de pus semblable.

Le 21. Les mictions étant fréquentes, on fait l'exploration de la vessie et l'on s'assure qu'elle ne peut contenir que 80 gram. de liquide.

Le 1er août. Œdème de la paroi. La malade ne tousse pas.

Le 4. M. Millard pense qu'il y a des adhérences avec la paroi antérieure, ce qui au premier abord, pour qui examinerait la malade une première fois, pourrait faire penser à l'existence d'un kyste.

L'état général s'améliora rapidement, et le liquide abdominal tout en redevenant de plus en plus séropurulent se reproduisit plus lentement. A la quatrième ponction on en tira moins d'un litre, le trocart pénétra difficilement la paroi abdominale : la peau parut doublée à l'intérieure par une couche calcaire très-résistante. Peu à peu le foyer se rétrécit et ses parois s'épaissirent.

Au mois de novembre on ne sent plus de fluctuation, mais il persiste toujours un léger œdème de |la paroi abdominale. On applique des pointes de feu à plusieurs reprises et l'induration disparaîtnotablement. L'état général est toujours excellent.

Observation XX (personnelle).

Service de M. Millard (hôpital Beaujon).

Hématémèse abondante. — Spasme œsophagien. — Douleur xyphoïdienne irradiée vers les vertèbres. — Péritonite chronique consécutive. — Douleurs beaucoup plus violentes. — Météorisme limité au creux épigastrique d'abord, puis gonflement général du ventre. — Ascite cloisonnée. — Pleurésie double. — Emaciation rapide. — Pas de teinte cancéreuse. — Autopsie : Cancer squirrheux diffus de l'estomac. — Péritonite chronique à point de départ stomacal, — Pleurésie sèche.

Q... (Alfred-Médard), 44 ans, frappeur. Cet homme est considérablement amaigri depuis quelque temps ; sauf un érysipèle à l'âge de 12 ans et une gastralgie en 1871 après le siége, il ne fut jamais malade. Son père mourut à 52 ans et sa mère à 36 ans, de suites de couches. Leur famille se composait de 10 enfants ; il n'en reste plus que cinq dont une fille aliénée.

Le malade prétend n'avoir jamais fait d'excès alcooliques.

Au mois de mai 1876, sans cause connue et sans douleurs, il fut pris vers onze heures du matin, avant le déjeuner, d'un vomissement de sang clair vermeil, sans trace d'aliments. La quantité de sang était de un litre et demi. Le malade ne toussait pas.

Dès ce jour, l'appétit fut perdu et les aliments vomis immédiatement après avoir été pris. Le matin, au réveil, il éprouvait quelques renvois. Un peu de constipation.

Cet état dura un an sans qu'il survint d'autres vomissements de sang mais l'amaigrissement marcha vite et le malade perdit de mai 1876 à mai 1877, époque à laquelle il entre dans notre service, 15 kilogrammes de son poids.

En mai 1877 il fit seulement un séjour de huit jours à la salle Beaujon, qu'il quitta pour aller, sur les conseils de M. Millard, à l'hôpital de la Charité, dans le service de M. Trélat.

Les vomissements survenant immédiatement après l'ingurgitation des aliments semblaient faire croire à un rétrécissement œsophagien spasmodique ou organique, mais il n'en était rien et M. Trélat put faire passer sans peine une sonde œsophagienne de 17 milimètres.

Le 21 juillet. le malade entre de nouveau au n° 2 de la salle Beaujon. Son état n'a pas changé ; en outre des vomissements de matières glaireuses, les aliments sont rendus immédiatement après le repas.

Il éprouve dans les régions lombaires une douleur extrêmement vive qui a son point de départ au niveau des troisième et quatrième vertèbres et qui s'irriadie vers la gauche. Ces douleurs augmentées par les mouvements ne peuvent être calmées qu'à force d'injections de morphine.

Aucun trouble du côté du thorax.

31. Un œdème assez considérable apparaît à la région lombaire gauche et un autre moins marqué à la partie interne des cuisses L'estomac fait entendre un bruit de glou-glou.

Les mictions sont fréquentes et douloureuses. Les efforts dans la défécation sont pénibles.

Le ventre est très-ballonné dans la partie sus-ombilicale ; on ne sent aucune tumeur à la palpation et la percussion ne détermine pas de douleur à ce niveau. Les veines sous-cutanées sont dilatées.

Après les repas qui se composent exclusivement de potages, le ventre est tendu et le malade éprouve des borborygmes et des éructations.

Le foie et la rate sont normaux, non douloureux à la pression.

3 août. — L'œdème des membres inférieurs est plus accusé, les veines sont violacées. L'œdème de la région lombaire est considérable. Un peu d'épanchement dans la plèvre droite. Matité ; souffle pleural. — La douleur devient tout à coup intolérable, on est obligé de faire quatre piqures de morphine par jour.

Cette douleur occupe toute la région épigastrique mais elle est surtout intense du côté des reins, près de la colonne vertébrale. L'émaciation est rapide et en quelques jours le malade tombe dans le marasme le plus complet. Jusqu'à la fin le facies grippé n'a jamais pris les caractères de la cachexie cancéreuse.

Autopsie. — Squirrhe diffus de l'estomac ayant amené un ratatinement considérable de cet organe.

La paroi est affaissée de plus de 1 centimètre. — Les ouvertures, cardia et pylore, sont rétrécies mais non oblitérées. — La muqueuse est ridée, aucune végétation n'existe à sa surface. La cavité abdominale est cloisonnée par des adhérences et des néo-membranes déjà organisées. — Ces produits pathologiques paraissent surtout anciens autour de l'estomac.

Le diaphragme est tomenteux sur ses deux faces. — Ces rugosités sont purement inflammatoires.

Pleurésie adhésive des deux côtés, fausses membranes infiltrées de liquide gélatineux à droite. — Pas de cancer pleuro-pulmonaire.

Observation XXI (personnelle).

Tuméfaction lente de l'abdomen. — Sommets des poumons douteux. — Hémoptysies légères. — Arthrite du genou droit. — Diarrhée continuelle. — Coliques.
Diagnostic : Péritonite chronique. — Plus tard on reconnut l'existence d'un kyste de l'ovaire. — Guérison.

Léontine J.., 19 ans, couturière, entre le 16 juin 1877, salle Sainte-Monique. Service de M. Millard.

Cette jeune fille est restée dans le service de M. le professeur Guyon à l'hôpital Necker du 7 juillet 1876 au 14 janvier 1877.

A cette époque elle entre à l'hôpital Beaujon, dans le service de M. Millard.

Ses parents sont vivants et bien portants, mais deux de ses frères auraient succombé à des maladies de poitrine.

Menstruée pour la première fois à 13 ans et demi, elle l'a toujours été régulièrement. Elle a eu à 13 ans une variole, à 15 ans une bronchite aiguë. Elle s'enrhume facilement et tousse souvent, surtout depuis quelque temps.

Au mois de janvier 1876, elle a eu des hémoptysies rares d'abord, mais qui devinrent plus fréquentes dans les deux mois qui précédèrent son entrée à l'hôpital.

Il y a deux ans, cette malade s'aperçut que ses vêtements devenaient trop étroits et que son ventre grossissait. Elle ne s'en inquiéta pas. Loin de diminuer, l'accroissement augmentait d'une manière continue. Ce phénomène n'était d'ailleurs accompagné d'aucune douleur, mais les digestions étaient laborieuses. Après les repas, le ballonnement du ventre augmentait et elle avait une diarrhée constante.

Outre ces accidents, la malade présentait une arthrite du genou droit.

Le 10 juillet 1876, M. Guyon fit l'examen complet de l'abdomen. Au-dessous de l'ombilic on voyait une tuméfaction uniforme sans limites déterminées. Le ventre était dur, sans douleurs spontanées ni provoquées par la pression. A la palpation, on éprouvait comme une sensation de petits corps résistants. La percussion montrait une sonorité anormale au-dessus de l'ombilic et sur les parties latérales, et une matité incomplète sur la ligne médiane. Les changements de position ne modifiaient en rien les résultats fournis par la percussion.

On ne constatait rien par le toucher rectal et vaginal.

Les symptômes fonctionnels étaient presque nuls ; il n'y avait pas à proprement parler de douleurs, mais de la gêne, de la pesanteur, pendant la marche ou la station verticale.

La diarrhée n'avait pas cessé, il y avait de 12 à 13 selles par jour précédées ou suivies de coliques. La toux était toujours fréquente et l'auscultation révélait sous la clavicule droite une expiration prolongée Il n'y eut jamais d'œdème des jambes ou de la vulve; pas de névralgie sciatique.

Le diagnostic porté fut : *Péritonite tuberculeuse*, et on dirigea le traitement en conséquence.

C'est ainsi que, pendant tout son séjour à l'hôpital Necker, 36 vésicatoires furent appliqués sur l'abdomen ainsi que de nombreuses pointes de feu.

Malgré cette révulsion énergique, malgré l'application de collodion qui fut mal supporté, le volume de l'abdomen augmenta d'une manière lente, continue, insensible, sans poussées au moment des règles.

Le 4 décembre 1876 la circonférence du ventre prise au niveau de l'ombilic était de 81 centimètres.

Le 23 janvier 1877, elle était de 85 ; de plus, le ventre était tendu, et il y avait un peu d'ascite.

Le 8 février survint un érysipèle de ia paroi abdominale qui ne disparut que le 13. A la suite, apparut un petit phlegmon circonscrit au niveau de l'épine iliaque supérieure gauche, qui fut ouvert et suppura pendant une quinzaine de jours. L'état de la malade n'avait plus rien présenté de particulier jusqu'au jour où elle quittait le service de M. Guyon pour venir à Beaujon dans celui de M. Millard.

A Beaujon comme à Necker, il y a absence complète de phénomènes généraux, les symptômes fonctionnels sont peu marqués et se bornent à de la gène et à des tiraillements de la région lombaire quand la malade quittant le décubitus dorsal veut marcher ou même se tenir debout.

Les poumons, le cœur, le foie, paraissent absolument sains.

A l'examen de l'abdomen, on constate que celui-ci est gros, globuleux, mais sans prédominance marquée ni d'un côté ni de l'autre. La matité est complète dans toute la région ombilicale excepté dans les flancs droit et gauche. Il semble en outre qu'il existe de la fluctuation.

L'utérus est abaissé mais non immobile. Le gros intestin fait saillie et se dessine sous la peau ; il suit la paroi abdominale dans les mouvements que l'on imprime à celle-ci, signe évident d'une péritonite adhésive développée au voisinage de la tumeur, mais dont il est impossible de faire exactement la part.

Considérant l'état général de la malade qui n'a cessé d'être excellent, l'absence complète de signes stéthoscopiques dans la poitrine, l'abaissement très-marqué de l'utérus, le diagnostic précédemment porté à

Necker se trouve modifié et M. Millard croit à l'existence d'un kyste de l'ovaire compliqué de péritonite chronique.

Cependant le volume du ventre restait stationnaire. Le 20 juin, la mensuration, faite comme précédemment, au niveau de l'ombilic donnait 80 centim.

Pour éclairer définitivement le diagnostic et être fixé sur la nature d'une tumeur dont l'existence remonte à plus de deux ans, une ponction exploratrice est faite avec l'appareil de M. Potain, au niveau d'une ligne réunissant les deux épines iliaques antérieures et supérieures et à 5 centim. en dedans de l'épine iliaque droite.

Elle donne issue à 4,500 gr. environ d'un liquide non filant, de couleur brun grisâtre ,dont voici la composition :

Matières organiques desséchées à 100 degrés.	23 gr.	74
Sels minéraux anhydres.....................	9 »	05
Eau................................	967 »	16
	1000 «	00

Cholestérine en paillettes cristallisées assez nombreuses. Détritus de globules sanguins.

M. Méhu, à l'obligeance duquel nous devons cette analyse, ajoutait : kyste ovarique, liquide non filant de couleur brun grisâtre, antérieurement formé, deux ou trois ans au moins. (Se reproduira.)

A la suite de la ponction, le ventre s'affaisse complètement et régulièrement et il est impossible de reconnaître un pédicule induré.

On était ainsi fixé sur la nature de la tumeur ; du reste, le diagnostic porté par M. Méhu n'allait pas tarder à se vérifier par une nouvelle reproduction de liquide.

Dès le 13 juillet le ventre augmente ; le point de départ paraît être dans la fosse iliaque gauche. Mais il y a surtout beaucoup de météorisme.

M. Millard n'est pas partisan de l'ovariotomie et pense qu'il serait rationnel de tenter d'obtenir une inflammation adhésive des parois de la poche kystique au moyen d'injections irritantes.

25 juin. Circonférence, 80 centim D'une épine à l'autre, 37.

Le liquide se reproduit lentement. L'état général est parfait. Il n'existe aux sommets des poumons aucune modification du murmure vésiculaire. M. Terrier ferait volontiers l'opération. Rien n'est encore décidé.

20 août. Toujours pas de fièvre. Ce qu'il y a de plus constant, c'est le météorisme. Cependant il diminue sensiblement quand la malade est couchée.

Après quelques jours de constipation surviennent deux ou trois selles liquides. Malgré cette paresse intestinale, les digestions se font bien.

6 octobre. Nouvelle ponction qui donne écoulement à 1 lit. 200 gr. d'un liquide presque clair et qui, cette fois, contient peu de matières organiques.

Les jours suivants tout semble se passer comme la première fois; apparaissent dans l'abdomen des douleurs diffuses qui nécessitent jusqu'à 4 injections de morphine par jour.

Le ventre s'aplatit et reste déprimé en bateau. Pas de nausées, pas de vomissements.

La malade refuse de manger, croyant que l'ingestion des aliments exagère ses douleurs.

Les douleurs internes durent huit jours et diminuent graduellement.

Le liquide ne se reproduit pas. Un léger météorisme revient le soir quand la malade est restée trop longtemps debout.

Décembre. Guérison à peu près complète. La malade a souvent des tiraillements douloureux surtout quand elle ne va pas à la garde-robe ou quand elle a la diarrhée.

OBSERVATION XXII.

Due à l'obligeance de M. de Brun (externe du service).

Troubles menstruels. — Augmentation du volume du ventre. — Douleur sourde surtout éveillée par la pression. — Diarrhée. — Amaigrissement. — Signes douteux dans la fosse sus-épineuse droite. — Pleurésie sèche. — Douleur très-vive dans les masses musculaires des membres et du tronc (due à l'émaciation).

Fontaine, (Marie), âgée de 16 ans, domestique; entrée le 24 février 1878, salle Saint-Charles, n° 7, hôpital de la Pitié, service de M. le professeur Lasègue.

Cette malade a été réglée à 14 ans; ses règles se sont produites pendant trois mois assez facilement; puis, au bout de ce temps elles se sont arrêtées pendant près d'un an.

Pendant cette époque son ventre a augmenté de volume d'une façon assez considérable, pour diminuer notablement au moment du retour des règles. Celles-ci, après une réapparition de quelques mois se sont définitivement arrêtées il y a six mois, et depuis ce moment l'abdomen a de nouveau augmenté de volume.

Il y a un mois des coliques sourdes se sont produites en même temps qu'une douleur épigastrique qu'on augmente par la pression.

Quelques jours après, des vomissements abondants sont survenus.

Tapret.   9

Ils se produisent le soir, quelquefois une ou deux heures après le repas, quelquefois immédiatement après. Ils se font avec effort et soulagent considérablement la malade. Elle les attribue à la fatigue qu'elle était obligée de supporter dans la place où elle se trouvait, se couchant à deux heures du matin pour se lever à sept.

A son entrée à l'hôpital, on constate que l'abdomen est volumineux, distendu, sonore. La sonorité est plus considérable au niveau de l'hypogastre et de l'ombilic que vers les flancs et les hypochondres. Les régions hypogastrique et ombilicale sont les parties les plus saillantes de l'abdomen. Les flancs paraissent un peu déprimés.

A la palpation l'abdomen est douloureux ; il offre de la rénitence dans toute son étendue, mais plus manifeste dans les régions ombilicale et hypogastrique.

Le foie est refoulé en haut d'une façon considérable.

Pas de diarrhée, ni de constipation. Digestion difficile. Vomissements.

Du côté de la poitrine : Dans la fosse sous-épineuse droite, respiration rude, expiration prolongée et soufflante, augmentation de résonnance de la voix, quelques râles sous-crépitants.

A la base droite : Quelques frottements, respiration peu pénétrante.

26 février. — Extrait thébaïque, 0,10 cent.

1er mars. — Les vomissements continuent ; le ventre se ballonne de plus en plus. Potion de Rivière.

4 mars, — Même état : Régime lacté. Eau de seltz.

7 mars. — Détente considérable dans les symptômes abdominaux ; mais la toux, faible et rare auparavant, augmente d'intensité et de fréquence. Les phénomènes stéthoscopiques s'accentuent.

15 mars. — Le ventre semble encore plus tendu et plus douloureux que les jours précédents.

22 mars. — Pendant la nuit la malade est réveillée par de vraies douleurs siégeant aux deux jambes et ayant leur maximum au niveau des mollets. Elle essaye d'y porter la main mais la moindre pression y détermine des souffrances insupportables au point d'arracher des cris. Ee contact même des couvertures et des draps est douloureux.

A la visite du matin on ne constate ni rougeur ni augmentation appréciable dans la température des parties atteintes. La pression au niveau des surfaces articulaires des genoux, ainsi que sur la face interne du tibia est à peu près indolente ; elle est au contraire extrêmement douloureuse au niveau des parties molles de la jambe avec maximum vers la partie la plus large du mollet.

Les muscles de la cuisse sont douloureux, eux aussi, mais à un moindre degré. Les mouvements ssontanés nont impossibles à cause de la

souffrance qu'ils déterminent ; les mouvements communiqués arra
chent des cris.

Le 23. — Même état. — Douleur épigastrique, application sur l'abdomen et sur les jambes d'une pommade fortement morphinée ; les
parties enduites sont recouvertes d'un linge glycériné.

Le 24. — La douleur a disparu presque complétement, et l'on constate que cette poussée douloureuse a eu comme conséquence un amaigrissement très-considérable des membres inférieurs, que la malade a
remarqué elle-même et sur lequel elle appelle souvent l'attention.

Le 15 avril. Marasme. Les manifestations locales restent à peu près
les mêmes.

Obs. XXIII. (Dʳ Bernheim, agrégé à la Faculté de médecine de Nancy.)

*Péritonite chronique diffuse non tuberculeuse ; pendant son évolution œdème
partiel, puis hydropisie générale liée à une maladie de Bright mortelle.*

Marie Debard, âgée de 19 ans, domestique, entre à l'hôpital Saint-
Charles (salle Notre-Dame, nº 8) le 16 octobre 1876. Il y a huit jours, la-
vant un plancher pendant sa période mensuelle, elle fit une chute : elle
dit être restée sans connaissance une demi-heure ; puis revenue à elle,
elle ressentit des douleurs abdominales qui ne l'empêchèrent pas de
continuer à laver son plancher. Elle a travaillé jusqu'il y a deux jours
malgré des douleurs continues dans la région ombilicale et les reins ;
depuis cet accident les règles n'ont pas reparu. Elle a de l'anorexie, de
la soif, de la diarrhée, cinq à six selles par jour, pas de nausées ni de
vomissements ; le ventre s'est tuméfié. A son entrée, 16 octobre au
soir, on constate : température, 39º,6 ; pouls, 90 ; respiration, 32.

Le 17 octobre, au matin : température, 38º ; pouls, 84 ; respiration, 28. Face pâle, non grippée ; pouls petit ; le ventre est ballonné ;
cependant il est partout assez dépressible et indolore à la pression ; il
est mat dans sa partie inférieure droite à partir de trois travers de
doigt au-dessous de l'ombilic ; cette matité semble se déplacer lorsqu'on fait coucher la malade sur le côté gauche. On songe à un hématocèle rétro-utérin, mais le toucher montre l'utérus mobile, dévié à
gauche, les culs-de-sac libres, sans rénitence.

Les jours suivants, la fièvre persiste entre 38º et 39º,4. Le tympanisme abdominal, la matité dans le flanc droit, la diarrhée sans coliques, les douleurs diffuses dans le ventre, l'anorexie, sans nausées ni
vomissements, sont les symptômes constatés.

Le 21, la matité remonte jusqu'à deux travers de doigt au-dessous
de l'ombilic, et s'étend un peu à gauche de la ligne médiane en diminuant d'intensité. Le ballonnement est considérable ; les douleurs sont
intenses ; la miction n'est pas douloureuse, les urines non albumi-

neuses. Le tympanisme diminue par l'introduction d'une grosse sonde dans le rectum. L'épanchement ascitique augmente et envahit les deux côtés de l'abdomen ; le 25 octobre il remonte jusqu'à un travers de doigt au-dessus de l'ombilic et la fluctuation est nette. La langue est sèche ; le pouls est régulier ; la diarrhée et les douleurs persistent ; la malade a quelques nausées ; la face devient un peu grippée.

Le 27. je pratique la paracentèse : 4 litres de sérosité claire, citrine, s'écoulent. On constate après l'opération que la matité hépatique dépasse le rebord costal de deux à trois travers de doigt. Le ventre ne revient pas franchement sur lui-même ; la région sus-ombilicale reste gonflée et rénitente ; dans le flanc gauche à partir de la ligne mamillaire prolongée, il y a de la matité, de la rénitence et une fluctuation obscure ; le côté gauche est douloureux. Le reste de l'abdomen n'a qu'une sonorité obscure et inégale dans les différentes régions.

Diagnostic. — Péritonite chronique généralisée, peut-être consécutive à une très-légère hématocèle.

L'ascite se reproduit.

4 novembre. La matité est égale de nouveau des deux côtés à partir de deux travers de doigt au-dessous de l'ombilic. Toujours de la diarrhée, et de la sensibilité douloureuse dans le côté gauche à la hauteur de l'ombilic.

A partir du 1er novembre jusqu'au 9, la fièvre qui était continue, change de caractère ; la température devient normale ou même souvent hyponormale le matin, tout en s'élevant le soir vers 39°, 39°,5, exceptionnellement une fois à 40°,4.

Le 10. La malade appelle notre attention sur un nouveau phénomène: c'est un *œdème considérable, blanc et indolore, de la grande lèvre gauche;* le toucher n'est pas douloureux. *Les urines, qui avaient été examinées auparavant à plusieurs reprises et ne contenaient pas d'albumine, sont maintenant très-albumineuses,* troubles, assez abondantes.

Le 12. On fait des ponctions capillaires dans la grande lèvre gauche.

A partir du 9 novembre, la fièvre tend à diminuer. La température est à 37° le matin et s'écarte peu de 39° le soir jusqu'à la fin ; exceptionnellement, le 14 novembre au matin, la température est à 39°,8 ; le pouls, fréquent et petit, à 144; de plus, la respiration, devenue plus fréquente. 36 à 40 par minute, appelle l'attention sur la poitrine : on trouve un épanchement double ; en arrière, matité à la base remontant à droite jusqu'à deux travers de doigt au-dessous de l'angle de l'omoplate, à gauche jusqu'à l'angle de l'omoplate ; de plus de ce côté, depuis l'épine de l'omoplate jusqu'en bas, expiration soufflée, égophonie; son skodique sous la clavicule gauche.

Le 15. De plus, râles sous-crépitants fins en avant et à droite ; inspiration rude sans râles en avant et à gauche.

Le 18. Souffle nasonné à la base des deux poumons. La face est bouffie, les jambes sont œdématiées.

Le 27. Les mains sont aussi enflées. La diarrhée existe presque toujours.

Analyses des urines du 27 au 28 novembre : 580 centimètres cubes densité, 1,022 ; réaction acide : urée, 10,12 ; acide urique, 0,49 ; chlore des chlorures, 1,37 ; albumine soluble dans un excès d'acide azotique, 6,76 ; cylindres granulo-graisseux.

A partir du 1er décembre le malade vomit ; l'anasarque augmente de jour en jour.

Le 4. On fait des ponctions capillaires aux membres inférieurs ; l'anasarque, l'hydrothorax, la diarrhée, persistent.

Le 11. Les extrémités sont fraîches, le pouls est petit, filiforme ; la langue et la gorge sont recouvertes d'un exsudat couenneux ; dysphagie ; rougeur érysipélateuse autour des piqûres des jambes ; l'érysipèle s'étend sans fièvre ; le collapsus général augmente ; mort le 15 novembre.

Autopsie. — Péritonite chronique caractérisée par une adhérence complète du paquet intestinal aggloméré à la paroi abdominale ; en le séparant par le scalpel, on trouve le feuillet pariétal épaissi, granuleux, mamelonné, quelques adhérences filamenteuses lâches entre lui et les viscères. Le paquet intestinal forme une masse compacte dont on ne peut développer les anses même par une très-longue dissection. 2 litres de sérosité dans le petit bassin. La matrice est mobile ; quelques adhérences assez lâches existent entre elle, les annexes et le paquet intestinal. Le péritoine, qui contient l'utérus et les annexes, est considérablement épaissi. L'utérus mesure 4 centimètres 1/2 de hauteur ; ses parois ont 2 centimètres d'épaisseur ; le pavillon de la trompe gauche est rouge, injecté, semblable à une framboise ; la trompe elle-même, considérablement épaissie, semblable à une sangsue, contient une matière puriforme. La trompe droite a son volume normal. Les ovaires ont 3 centimètres 1/2 de largeur, 3 centimètres de hauteur et sont d'apparence normale. Tous ces organes sont enveloppés de fausses membranes épaisses et adhérentes. La vessie est saine. Le paquet intestinal est enlevé : on voit un peu de pus à la face postérieure du péritoine ; rien dans le tissu cellulaire de la fosse iliaque ni dans les muscles psoas et iliaque. Le foie est complètement adhérent au diaphragme. Epanchement séreux d'environ 3 litres dans la plèvre gauche. Le poumon droit est entièrement adhérent au thorax et engoué ; le poumon gauche est congestionné et carnifié à sa base. Les poumons et le cœur sont très-petits, pèsent ensemble 800 grammes ; le cœur seul vidé pèse 150 grammes ; il a 9 centimètres de hauteur jusqu'à l'origine de l'artère pulmonaire, et 5 centimètres de diamètre transversal. Tissu musculaire un peu dégénéré. Pas de granulations tuberculeuses ni dans les poumons, ni dans le péritoine. Le foie est hyperhémié, gras, mesure 28 centimètres de diamètre transversal, 18 de diamètre antéro-postérieur. Les reins ont 10 centimètres de hauteur, 5 de largeur; la capsule s'enlève facilement; surface lisse; substance corticale gonflée, jaune pâle, présentant encore quelques stries et points rougeâtres; la substance tuberculeuse tranche par sa coloration violacée; dégénérescence graisseuse très-avancée de l'épithélium des tubes urinifères.

Résumé des observations de péritonite chronique simple rapportées dans les auteurs.

I. *Péritonite chronique*. (Société anatomique, 1836. — Malieurat-Lagemard). — D..., 72 ans, femme de ménage.

Antécédent. — Bonne constitution; a fait quelques écarts de régime. Pas d'enfants. S'est refroidie dans ces derniers temps.

Début. — Elle a eu de la diarrhée, des vomissements, de la tension et des douleurs abdominales : l'appétit s'est conservé; pas de fièvre, traits un peu tirés.

Etat. — Le ventre est gros, tendu, la peau lisse, luisante et amincie, les veines sous-cutanées sont à peine dilatées. En pressant, on provoque de la douleur et l'on constate de la rénitence, de la fluctuation à la partie inférieure de l'abdomen; il existe de la matité à ce niveau et du météorisme au-dessus de l'ombilic. Peu à peu la constipation est devenue opiniâtre et l'amaigrissement commence.
Pilules de Bontius.

Marche. — L'ascite augmente, les veines sous-cutanées se développent; il survient de l'œdème des extrémités, de la dyspnée; la fièvre hectique se déclare, l'appétit se perd; toutes les forces diminuent. Bientôt émaciation, collapsus et enfin mort.

Autopsie. — *Thorax*. — Epanchement dans la plèvre gauche; pleurésie sèche à droite.

Abdomen. — Est rempli d'un liquide jaunâtre transparent (6 litres). L'épiploon rétracté adhère à la paroi antérieure au-dessus de l'ombilic. Sur le mésentère se voient des granulations dures, blanches, lisses. L'estomac est fixé par des fausses membranes. Périsplénite. Foie ratatiné, pâle.

II. *Péritonite chronique*. (Société anatomique, août 1845, p. 163. Richard). — X....

Pas de renseignements sur le début. — Ascite, constipation, vomissements noirâtres pas de fièvre.
Mort au bout de quelques jours.

Autopsie. On trouve les traces d'ulcérations guéries avec épaisissement de tissus au niveau de la grande courbure de l'estomac à un pouce du pylore.

Ces observations de péritonite généralisée, à évolution lente survenant après ou pendant le travail de cicatrisation d'un ulcère rouge de l'estomac, ne sont pas fréquentes.

III. *Péritonite chronique*. (Société anatomique, 1857. — Rambeau.)— X..., 14 ans, est entrée à l'hôpital des Enfants malades, service de Guersant.

Début. — Depuis un an elle ressent des douleurs diffuses dans l'abdomen : un phlegmon stercoral s'est formé au niveau de l'ombilic.

Etat. — Dans cette région, existe une ouverture ronde, à bords rouges, un peu excoriés, par où passent des matières fécales. — Dépérissement progressif.

Marche. — Accidents de tuberculisation générale.

Autopsie. — Les anses intestinales sont réunies par des fausses membranes contenant de petits kystes purulents ; on trouve une collection de même nature dans le cul-de-sac recto-utérin.

Il existe une perforation intestinale au niveau de l'ombilic.

IV. *Péritonite chronique généralisée*. (Berlin Klinich Wochenschr mai 22, 1876, p. 295. — Stitzer et Bochs.) — Louise K....

Jusqu'à il y a huit ans, elle a joui d'une bonne santé. A ce moment (1868) elle a eu la rougeole et s'est exposée au froid et à l'humidité dans le cours de cette maladie.

Début. — Le ventre augmente de volume, épanchement progressif ; les mouvements sont difficiles : gène mécanique de la respiration.

Paracentèse en 1871. Guérison.

A la fin de 1872 l'escite reparaît ; on fait deux nouvelles ponctions.

Quatre mois après la dernière, on constate au niveau de l'ombilic une saillie qui augmente à mesure que le liquide intra-abdominal se produit.

En 1874, quatrième ponction et incision de la tumeur. Amaigrissement ; gonflement des membres inférieurs ; teinte ictérique ; appétit diminué ; douleur dans tout l'abdomen.

Etat actuel. — Amaigrissement. Face subictérique. Muqueuse buccale et conjonctives cyanosées. Douleurs exagérées à l'ombilic et à la région hépatique. Matité abdominale absolue. Catarrhe bronchique.

Marche. — Pneumonie droite et phénomènes de péritonite aiguë : vomissement bilieux, pouls filiforme. Mouvements respiratoires faibles.

Ponction de la tumeur ombilicale ; pas d'acide succinique ni de crochets.

Parois abominales œdematiées. Insomnie. Ictère intense. Respiration difficile.

Autopsie. — En ouvrant l'abdomen, il s'écoule de la sérosité, et l'on aperçoit une masse striée de sang, colorée par la bile, allant du petit bassin au diaphragme, entourant le foie et le canal intestinal ; les replis du péritoine sont englobés dans la masse. Le feuillet pariétal est épaissi et parsemé de taches sanglantes ; des adhérences unissent entre elles les anses intestinales. Le foie atrophié est adhérent au diaphragme. La tuméfaction ombilicale est remplie par une masse gélatineuse qui fut examinée au microscope.

Examen histologique. — 1° Cellules trois ou quatre fois plus grosses que les globules sanguins à noyau et à nucléole.

2° — Petites cellules de même ordre, notablement des globules sanguins.

3° Granulations anciennes jaunâtres, irrégulières, fortement réfringentes.

La masse gélatiniforme est sillonnée de nombreuses fibres de tissu conjonctif.

V. *Péritonite chronique.* (Bauer, Ziemssen's, Pathol. und Therap.). — X...., 30 ans, entre le 29 mars 1872 à la clinique de Lindwurm.

Il y a plusieurs années, cette femme a eu un accouchement ayant nécessité l'application du forceps ; elle a gardé le lit 9 semaines.

Début. — Depuis le dernier accouchement, le ventre a augmenté de volume, et trois semaines avant son entrée à l'hôpital elle a ressenti une douleur vive dans le ventre. Depuis : malaise, anorexie, selles irrégulières, toux.

Etat actuel. — Tumeur mobile sous-ombilicale, sonore à la percussion, inégale à la surface. Pas de liquide dans l'abdomen. Constipation.

Marche. — La douleur augmente. Vomissements. Miction douloureuse. La toux disparait. Production de liquide dans l'abdomen. Alternatives d'augmentation et de diminution des symptômes. Amaigrissement. Diarrhée séro-sanguignolente. Œdème des jambes.

Mort en 4 mois.

Autopsie. — *Abdomen.* Exsudat séro-purulent ; adhérences des intestins ; formation de kystes dans la cavité péritonéale ; kyste de l'ovaire du volume d'une tête d'enfant ; lésion de la dysentérie sur la muqueuse du gros intestin.

VI. *Péritonite chronique simple*. (Bauer, Ziemssen's Pathol. und Therap., loc. cit.) — V.... est reçue à la clinique de Lindwurm.

Début. —Depuis trois mois le ventre augmente de volume.

Etat actuel. — Douleurs intermittentes, réduites souvent à une sensation de plénitude et de tension. Alternatives de diarrhée et de constipation. Aménorrhée dans ces derniers temps. Apyrexie. Ascite commençante. Rien dans les organes thoraciques. Col utérin tuméfié. Rétrécissement fibreux du rectum.

Marche. — Variole intercurrente, et la malade meurt après un séjour très-court à l'hôpital.

Autopsie. — On trouve du liquide en grande quantité dans l'abdomen, des adhérences anormales du foie ; pas de compression de la veine porte ; adhérence de la vésicule biliaire et des intestins : deux calculs biliaires ; des plaques fibreuses à la surface de l'estomac ; un rétrécissement cicatriciel du rectum.

VII. *Péritonite chronique simple* (Steinbrück, loc. cit.) — Barbara M..., 35 ans.

Cette femme a été réglée à 18 ans, mais d'une manière irrégulière ; depuis un an, elle n'a rien vu. A 28 ans, elle a été atteinte d'un rhumatisme aigu ; à 30 ans, œdème des membres inférieurs et épanchement abdominal. Cinq paracentèses en 9 mois.

Diagnostic. — Kyste ovarique. Gastrotomie.

Guérison momentanée.

En 1832, l'ascite reparaît et s'accompagne de douleurs dans le ventre, de constipation, de dyspnée, d'œdème des extrémités inférieures.

Peu à peu la fièvre s'allume ; la peau du ventre épaissit ; saillie ombilicale ; matité et fluctuation dans les parties déclives ; matité irrégulière qui varie avec les positions ; vomissements. Râles sous-crépitants aux deux bases ; crachats sanglants ; aggravation rapide des phénomènes généraux.

Mort le 21 octobre.

Autopsie. — *Thorax*. Œdème des poumons ; péricarde épaissi ; adhérences du cœur.

Abdomen. — Epaississement éléphantiasique de la paroi abdominale ; 2 litres de sérosité jaune-claire mêlée à de la fibrine, renfermés dans une poche kystique. L'épiploon est refoulé vers le côlon transverse et adhère à la paroi. Adhérences des intestins entre eux et au kyste. Feuillet pariétal épaissi. Tractus fibreux dans le foie et la rate. Adhérences entre la vessie et l'utérus.

VIII. *Péritonite chronique*. (M. le professeur Lasègue, *Archives générales de médecine*). — F..., (C.), 25 ans, entre en septembre 1860 à l'hôpital Necker.

C'est une femme d'une santé délicate dont la menstruation a été tardive et est irrégulière.

Début. — Douleurs abdominales de plus en plus vives ; gonflement énorme du ventre ; épanchement ascitique ; fièvre ardente.

Septembre 1860. — Etat stationnaire jusqu'en octobre. A ce moment, le ballonnement diminue, on trouve de la matité depuis le pubis jusqu'à l'ombilic et de la fluctuation.

Décembre. L'épanchement s'accuse mieux ; tuméfaction douloureuse au niveau de l'ombilic, suintement, puis flot de liquide purulent par la cicatrice ombilicale.

Janvier 1861. Diminution de la suppuration. Amélioration.

Août 1864. Refroidissement après bain : urticaire ; suintement plus abondant par la fistule.

Septembre 1865. Fistule obstruée en partie : abdomen tuméfie, douleurs vives.

Décembre. Ténesme ; garde-robes purulentes. L'écoulement s'arrête. Bon état général. Un peu plus tard, abdomen plus distendu ; bronchite subaiguë ; appétit diminué.

Urticaire à chaque réouverture de la fistule.

Bronchite suspecte.

Mai 1866. La malade quitte l'hôpital. Il y a un mieux sensible.

Décembre 1866. Nouvelle bronchite ; ventre indemne. Comme traitement on a eu recours aux mercuriaux et à l'opium à haute dose. On a fait à plusieurs reprises le cathétérisme de la fistule. On fut même obligé de faire une contre-ouverture du trajet fistuleux.

Cette fille est morte phthisique 4 ans plus tard.

IX. *Péritonite chronique simple consécutive à une périmétrite ou à une hématocèle suppurée.* (Société anatomique, année 1862, page 432 ; Chateau). — V. B...., 21 ans, domestique, entre le 22 septembre 1862 à l'Hôtel-Dieu, service de M. Rostan.

Début. — Tout d'abord il y eut de l'aménorrhée, puis la malade éprouva des douleurs abdominales accompagnées de vomissements. Le ventre augmenta de volume, les vomissements devinrent fréquents, les douleurs plus vives, la marche pénible.

Etat. — Tumeur volumineuse, globuleuse, séparée du foie, située dans l'hypochondre et le flanc droit, perçue par le toucher vaginal, non adhérente à l'utérus, paraît élastique.

Il paraît exister une deuxième tumeur au-dessus de la fosse iliaque gauche, mobile, adhérente à la première.

La sonorité abdominale est quelquefois remplacée par de la matité diffuse. Diarrhée rebelle. Douleurs abdominales vives. Leucorrhée à odeur stercorale.

Marche. — Rapide. Prostration. Mort.

Autopsie. Pas d'épanchement dans la cavité abdominale. Adhérences nombreuses du péritoine viscéral et pariétal. Paquet intestinal ; pas de tubercules, mais dans le cul-de-sac recto-vaginal il y a un foyer purulent communiquant avec le vagin.

Rien du côté des poumons.

X. *Anus contre nature dans le cours d'une péritonite. Kystes hydatiques du mésentère et du cerveau* (Société anatom., 1867, p. 400, Teinturier). Joséphine B..., 68 ans, femme de ménage, entre le 5 janvier 1867 dans le service du professeur Velpeau. A la suite d'un effort, elle a ressenti une violente douleur dans l'aine. Vomissements rares, abcès stercoral, rougeur diffuse autour de l'ouverture.

A partir de son entrée, le ventre se ballonne peu à peu, la pression provoque de légères douleurs. Il y a des vomissements, le facies est grippé. Refroidissement, langue sèche, soif vive, pupille contractée, constipation opiniâtre. P. 130 ; il survient du délire, la peau devient plus sèche. Nouveau clapier ; sphacèle autour de la plaie. Au bout de neuf jours, mort.

Autopsie. — A la région inguinale droite, ulcération triangulaire ; au-dessus du pli inguinal, ouverture d'un clapier. Les matières fécales sont infiltrées dans les parois du ventre.

Le péritoine est tapissé de fausses membranes épaisses, nombreuses, molles. Le grand épiploon et les anses adhèrent à la paroi postéro-inférieure de la région abdominale droite. Dans l'une de ces anses, il y a une perforation. Entre les anses, des foyers purulents circonscrits par des néomembranes. Foie couvert de fausses membranes.

La vessie adhère à la paroi et aux anses par de fausses membranes jaunâtres, friables, résistantes en quelques points.

Petits kystes hydatiques de la pie-mère.

XI. *Péritonite chronique simple* (Medic. chirurgic. Transactions, t. 19, 1835, Bright). — X..., 60 ans, journalier. Anasarque, paracentèse ; reproduction du liquide quatre jours après, 4 paracentèses successives. Après la 4e opération, sensation spongieuse à la palpation abdominale. Après la 5e, crépitation à la pression, nouvelle ascite au bout de cinq mois ; vomissements survenus tardivement, affaiblissement graduel, marasme, mort au milieu d'une syncope.

Le traitement avait consisté en ponctions et en diurétiques.

Autopsie. — Adhérences intestinales complètes. Adhérences entre le rein droit et le pancréas. On trouve dans l'épiploon des alvéoles remplies de sérosité.

PÉRITONITES CHEZ LES ALCOOLIQUES, LES SATURNINS, LES SYPHILITIQUES.

XII. *Péritonite chronique chez une alcoolique* (Diction. de Dechambre. Alcoolisme. Lancereaux). — Femme X..., 38 ans. Alcoolique.

Se plaint d'une douleur sourde, disséminée en différents points de l'abdomen ¡provoquée par la percussion. Le ventre est augmenté de volume et présente des inégalités ; les veines qui rampent à sa surface sont dilatées. La main perçoit une sensation de flot. Déplacement incomplet du liquide. A la palpation, les anses intestinales ne se déplacent pas. Dyspepsie. Mort.

Autopsie.— L'abdomen est rempli d'un liquide séreux, clair, transparent, un peu jaunâtre, précipitant beaucoup par l'acide nitrique. Ce liquide est contenu dans des poches formées par des fausses membranes épaisses, résistantes, de substance conjonctive. Le foie est gras. L'estomac présente plusieurs ulcérations.

XIII. *Péritonite chronique chez un alcoolique. Forme ascitique.* **Peu de douleur** (Clément, thèse doctorat, Paris, 1865).— X... (Charles), 37 ans, ébéniste, entre le 8 mai 1865 à l'Hôtel-Dieu, service de M. Grisolle.

Il y a trois mois, perte lente, graduelle et progressive de l'appétit ; ni [nausées, ni vomissements, ni pituites ; digestions non pénibles ; diarrhée légère ; amaigrissement.

Quant à ces antécédents personnels, il a eu une légère diarrhée en Crimée et un abcès du cou qui a été ouvert sept fois. De 20 à 31 ans, excès alcooliques. Eczéma de la jambe il y a cinq mois ; épistaxis il y a quatre mois pendant six semaines.

Il y a deux mois, œdème de la jambe droite et, quinze jours plus tard, coliques, diarrhée. Quelques jours après, le ventre grossit rapidement ; il est ovoïde, non étalé de chaque côté, indolent. La grosse extrémité de l'ovoïde est supérieure ; puis œdème du scrotum et des membres.

La langue est humide, la soif vive, l'appétit un peu revenu. Dilatations veineuses de la partie supérieure de la paroi abdominale. Peau tendue, pâle et sèche. Sonorité épigastrique. Son obscur dans les deux tiers inférieurs de l'abdomen. Par la percussion profonde, la sonorité s'étend un peu plus bas que par la percussion superficielle. Pas de bosselures ; fluctuation évidente.

Le volume du ventre a diminué depuis trois semaines. La diarrhée persiste, Miction facile. Urines claires et acides. Le foie paraît petit. Les bruits du cœur sont forts, sourds ; souffle doux à la base et au deuxième temps. Pouls faible, inégal à 116. Diarrhée continue. Pas de vomissements ; l'ascite semble diminuer ; la percussion et la mensuration l'indiquent. Emaciation.

XIV. *Péritonite chronique chez un saturnin* (Gaz. des hôp., 1871, page 265, Hérard). — Emile X..., 39 ans, entre à l'Hôtel-Dieu, salle Saint-Louis, n° 8, le 4 août 1871. Le père de cet homme était fondeur et plusieurs membres de sa famille étaient *saturnins*. A six ans, il a eu une constipation opiniâtre ; a longtemps séjourné dans un atelier où l'on travaillait le plomb. A 21 ans, la main gauche a été paralysée ; à 26 ans, coliques saturnines ; depuis lors, le ventre est resté douloureux. Ces douleurs sont tout à coup devenues aiguës au moment du repas. Gonflement du ventre, vomissements noirs, puis diarrhée, fièvre quotidienne ; trois hémoptysies. A la percussion, le ventre présente de la matité ; les douleurs sont exagérées dans la station verticale, le pouls est faible et intermittent ; il y a de l'insomnie. Teinte subictérique. Alternative de douleurs et de ballonnement du ventre. Vésicatoire ; lavements laudanisés ; diascordium et bismuth; toniques ; douches ascendantes ; bains sulfureux.

PÉRITONITES HÉMORRHAGIQUES.

XV. *Péritonite hémorrhagique* (Archiv. de médec., ann. 1862, Bright). — W,.., 45 ans, entre à l'hôpital le 7 mai 1834.

Cet homme, qui a des habitudes d'intempérance, a été traité par Bright pour une anasarque. Aujourd'hui l'abdomen est volumineux et présente une fluctuation obscure.

La maladie marche rapidement et le malade succombe dans une attaque d'épilepsie.

Autopsie. — L'abdomen est rempli de sérosité sanguinolente. Le péritoine pariétal et viscéral est couvert d'une membrane accidentelle très-mince. L'intestin grêle est réuni en masse et attaché au milieu de l'abdomen ; il est gris foncé ; à sa surface, on voit une petite masse de sang. Sur le péritoine pariétal, il y a des caillots sanguins ayant la forme de grappes et paraissant maintenus par une fausse membrane d'aspect gélatineux. Le foie à l'aspect extérieur d'un rayon de miel ; il est sain à l'intérieur. Les reins sont petits, aplatis, pâles, de consistance cartilagineuse. La surface est granuleuse, la portion corticale contractée.

XVI. *Péritonite chronique simple hémorrhagique.* (Virchow's Archiv. Bd 58, ann. 1873, page 35. Friedreich). — Suzanne M..., 35 ans. Atteinte d'insuffisance tricuspide, de rétrécissement mitral et d'hypertrophie du cœur droit ; de plus elle est rhumatisante. Symptômes cardiaques ; anasarque ; urine albumineuse, hydrothorax double. Onze paracentèses en deux ans (de 3 à 10 litres). Bourdonnements d'oreille ; douleurs abdominales quand le liquide se reproduit. Mort par cachexie.

Autopsie.— A l'ouverture de l'abdomen, on trouve un liquide hémorrhagique et des néo-membranes sur les deux feuillets du péritoine, puis du pigment sur le péritoine pariétal. Les néo-membranes dont les couches les plus récentes sont les plus jeunes, contiennent des vaisseaux.

PÉRITONITES CHRONIQUES SIMPLES CHEZ DES TUBERCULEUX.

XVII. *Péritonite chronique simple, chez un tuberculeux.* — *Pneumonie* (Clinique de Saint-Antoine. Aran)

X..., 34 ans entre le 28 décembre 1857 à l'hôpital Saint-Antoine. C'est un homme d'un tempérament nerveux, d'une constitution faible et sèche. Il a éprouvé des douleurs de ventre répétées qui augmentaient d'acuité, de temps en temps des vomissements, et a vu ses forces diminuer graduellement. L'amaigrissement est très-marqué, la voix éteinte, la peau chaude et sèche, pouls 110, respiration 36. Le ventre est distendu, rénitent. Matité dans la fosse iliaque droite, se déplaçant par les différents changements de position. Le foie est augmenté de volume, refoulé en haut. Il y a diminution de sonorité sous la clavicule droite ; le murmure respiratoire est faible. L'affaiblissement augmente graduellement, il survient de la diarrhée et des vomissements. Une pneumonie droite se déclare ; marasme et mort 35 heures après la maladie intercurrente.

Autopsie. — On trouve dans les poumons des tubercules en voie de amollissement· La cavité péritonéale est effacée par des adhérences générales qui unissent les parois abdominales,·l'épiploon et les intestins. Elles sont anciennes, celluleuses, serrées, couleur ardoisée. Il n'y a ni liquide, ni tubercules, ni fausses membranes.

XVIII. *Péritonite chronique simple, chez un tuberculeux.* (*Journ. de Médec.* I. 39, *Ann.* 1824, n° 320. D^r. Sorlin).

V.., 30 ans, femme forte, nerveuse. Ses règles peu abondantes. Leucorrhée. En 1823, suppression des règles pendant 4 mois, puis survinrent des douleurs dans les lombes et l'estomac, des vomissements. La miction devint difficile. En 1824, elle fit une chute sur le ventre ; à la suite, vives douleurs abdominales, tuméfaction du ventre, rénitence. — 24 sangsues. — amélioration. Imprudence ; rechute. Évanouissements prolongés, précédés de spasmes et suivis de vomissements. L'estomac et l'abdomen sont douloureux à la pression. — Douleurs entre les deux épaules ; oppression. Les vomissement se multiplient, une stomatite aphtheuse apparaît, les traits se décomposent, les forces se perdent et la mort arrive le 27 septembre, 61 jours après le début de la maladie.

AUTOPSIE. — *Thorax.* Les poumons présentent|des tubercules ramollis.

Abdomen. — Adhérences du feuillet antérieur du péritoine avec le grand épiploon qui est aminci et ratatiné. — Adhérences de même feuillet avec la vessie.

Au fond du bassin on trouve un peu de sérosité roussâtre et quelques flocons purulents. Les reins sont chargés de graisse. Les parois de l'estomac sont amincies, la muqueuse ramollie. Les intestins sont incolores. La matrice est boursouflée, foncée et présente un petit noyau d'engorgement lardacé.

XIX. *Péritonite chez uue tuberculeuse.* — (Sieveking *the Lancet,* 7 mars 1868.)

Sarah M... entre le 4 décembre 1876 à l'hôpital Sainte-Marie de Londres. Il y a sept mois elle a eu un enfant qui est mort. Depuis lors, elle souffre toujours. Affaiblissement brusque ; douleurs intra-abdominale, puis vomissements. Exacerbation graduelle des symptômes qui ont suivi l'accouchement. De plus, depuis huit jours, fièvre, diarrhée, métrorrhagie.

Fièvre, douleur abdominale. Matité sous la clavicule gauche. Toux. Mouvements spontanés très-douloureux. Au bout de quelque temps, la douleur se localise dans l'hypochondre gauche, puis diminue. L'induration de la fosse iliaque persiste. Phlegmatia de la jambe. Disparition graduelle des accidents abdominaux, puis disparition de la plegmatia. Au bout de deux mois, la malade sort guérie.

XX. *Péritonite chronique simple chez un tuberculeux* (Clinique de Aran, 1858). — X..., 33 ans, journalier, entre à l'hôpital Saint-Antoine le 28 décembre 1857. Homme d'une constitution faible, de tempérament nerveux. Douleurs continuelles dans le ventre depuis un mois. Diarrhée.

D'abord fièvre, affaiblissement, vomissements alimentaires, diarrhée et douleurs de ventre.

25 décembre. Le ventre commence à se tuméfier ; amaigrissement progressif.

29. Voix éteinte. Résistance de la paroi abdominale; dans la fosse iliaque droite, matité qui se déplace. Le foie est refoulé vers le thorax et paraît petit. Diminution de sonorité et expiration prolongée sous la clavicule. Voix rude, retentissante; murmure vésiculaire faible, affaiblissement graduel, marasme.

Mort par pneumonie droite, le 14 janvier, après une durée de deux mois de la maladie.

AUTOPSIE. — *Thorax.* Pneumonie droite ; tubercules en voie de ramollissement dans les deux poumons.

Abdomen. — Effacé par des adhérences anciennes, celluleuses, très-serrées. Pas de liquide, Pas de tubercules dans les fausses membranes ni dans aucun point de la séreuse.

XXI. *Péritonite chronique chez un tuberculeux.* (Goebel, thèse doctorat, Paris, 1876). — Henri B..., 23 ans, ancien soldat, entre le 5 mars 1868 à l'hôpital du Val-de-Grâce. Inappétence. Diminution des forces. Diarrhée depuis trois mois avant l'entrée. Ventre gros. Tremblotement à la percussion. Saillie des hypochondres. Submatité à l'hypogastre variant avec le déplacement du malade. Œdème périmalléolaire. Signes d'épanchement pleural à droite. Pas de douleurs de ventre. Augmentation, puis diminution de l'abdomen.

Disparition de l'épanchement pleural, fièvre vespérale. Œdème et rougeur périombilicales durant un mois. Diminution des phénomènes. Au bout de cinq mois, rentrée au corps. L'année suivante, disparition de l'inflammation péri-ombilicale. Ventre sensible à la pression. Craquements aux deux sommets.

PÉRITONITES CHRONIQUES SIMPLES GUÉRIES OU RESTÉES
SANS AUTOPSIE.

XXII. *Péritonite chronique symptomatique de tumeurs abdominales* (*fibreuses?*) (*Gaz. des hôp.*, n° 68, clin. chirurg., 12 juin 1866. Dolbeau). — X..., 55 ans. Cette femme a depuis deux ans quelques douleurs dans le bas ventre, s'irradiant dans les fosses iliaques. Constipation opiniâtre. Le ventre est très-saillant, uniformément dilaté du pubis à l'épigastre ; les téguments sont colorés, les veines volumineuses, le ventre dépressible, non élastique. Il n'y a pas de fluctuation, mais une sensation de flot superficiel. Ligne de matité variable, mobilité des anses difficile. Tumeurs à l'hypogastre en rapport avec l'utérus. Toniques.

XXIII. *Péritonite chronique* (Steinbruck, Th. de doctorat. Tubingue, 1876). — Thérèse B..., 22 ans.

Cette jeune femme a une menstruation irrégulière, douloureuse et est sujette à de fréquentes métrorrhagies. A l'âge de 20 ans, elle a éprouvé des douleurs au-dessous des côtes à droite. Une tumeur s'est développée ; le ventre a augmenté de volume et est devenu douloureux ; les règles ont disparu. Etat général satisfaisant. Ventre distendu ; sillon au niveau de l'ombilic ; fluctuation sous-ombilicale, matité, liquide mobile seulement de droite à gauche ; submatité thoracique, râles ronflants à gauche. Circonférence au niveau de l'ombilic, 87 centim.

Un mois plus tard circonférence, 104 centim., fièvre, douleurs. La fièvre disparaît, l'épanchement pleurétique se résorbe. Amélioration. Etat général bon. Guérison.

(Comme traitement on a fait usage des frictions mercurielles ; paracentèse (18 lit. de sérosité verdâtre dont la densité = 1,022.)

XXIV. *Péritonite chronique.* (Steinbruck, *loc. cit.*) — Eva S..., 24 ans.

Le père et une cousine de cette jeune fille sont morts phthisiques. La menstruation s'est établie à 16 ans et a été toujours irrégulière.

Palpitations. Dyspnée. Rougeole dans son enfance. A 20 ans, douleurs gastriques après les repas. Pas d'hématemèse. Constipation.

Refroidissement, saillie du ventre, douleurs dans l'hypogastre, vomissements, plus de constipation. Selles irrégulières, fièvre vespérale, amaigrissement. Pâleur des téguments et des muqueuses. Poids, 42 kilogr. Rien dans les poumons, souffle systolique à la pointe. Circonférence au niveau de l'ombilic, 68 centim. Longueur de l'appendice xiphoïde au pubis, 37 centim. A la palpation, tumeur du volume d'une châtaigne, ronde, solide, indolente, immobile. Au voisinage de cette tumeur, on constate de la fluctuation. Température du soir, 39°. La fièvre disparaît, le ventre diminue ; le poids est 47 kilogrammes (trois mois après). Encore un peu de rénitence dans le flanc droit. Guérison.

XXV. *Péritonite chronique simple.* (Steinbruck, *loc. cit.*) — Henri R..., 4 ans.

Père et mère tuberculeux ; rougeole à 9 mois ; complication pulmonaire. Coqueluche à 3 ans. Il y a trois mois, malaise, fatigue, inappétence ; toux, gonflement douloureux du ventre. Maigreur, pâleur. Abdomen hémisphérique. Peau saine, brillante, circulation sous-cutanée. Circonférence à l'ombilic, 78 centim. Poids, 24 kilogr. 2. Dyspnée, ponction (5,2 litres de liquide albumineux jaune). Température du soir, 39° ; sueurs ; apyrexie. Guérison.

XXVI. *Péritonite chronique simple* (Steinbruck, *loc. cit.*). — Elisabeth X..., 16 ans. Cette jeune fille a eu une fièvre muqueuse à l'âge de 14 ans. Elle a ressenti une sorte de pression à l'épigastre, son ventre a augmenté de volume. Dyspnée, toux, fièvre le soir.

L'épigastre est saillant et induré. La circonférence à l'ombilic est de 88 centim. Fluctuation. Au niveau de la cicatrice ombilicale il existe une tumeur de la grosseur d'un citron qu'on vide par la pression. Poids du corps = 41 kilogr. 5. Température du soir, 38°,2.

XXVII. *Péritonite chronique simple* (Steinbruck, *loc. cit.*). — Mario V..., 6 ans.

Tapret.   10

Enfant délicate, chétive; il y a quelques mois, elle a eu la rougeole. Le ventre a augmenté de volume et est en même temps devenu douloureux. Amaigrissement, pâleur. L'abdomen est distendu et sa forme change avec la position. Pas de douleur. Circonférence au niveau de l'ombilic, 62 centim. Poids, 12 kilogr. 31. Râles sous-crépitants dans la poitrine. Fièvre vespérale. Dans le décubitus dorsal, matité dans la partie inférieure de l'abdomen se déplaçant suivant le changement de position. Disparition des phénomènes thoraciques. La circonférence n'est plus que de 59 centim. Les fonctions intestinales sont régulières.

XXVIII. *Péritonite chronique* (John Baron, *Recherches, observations et expériences sur le développement naturel et artificiel des maladies tuberculeuses*, trad. de M. V. Boivin. Paris, 1825). — L. E..., 24 ans, entrée à l'hôpital le 22 février 1816. A souffert de douleurs abdominales assez vives accompagnées de nausées et de vomissements; ces douleurs revenaient par accès mais n'empêchaient pas la malade de travailler. Plus tard, épanchement abdominal; ponction (4 litres environ de liquide); soulagement momentané; toux et dyspnée quelque temps après. Emaciation, coloration des pommettes, peau chaude; langue sèche; pouls petit, rapide; nausées, vomissements; abdomen tendu, dur; douleur et pesanteur dans l'hypogastre droit; selles irrégulières; constipation habituelle. A la palpation, pas de fluctuation, mais sensation de tumeur solide. Malgré les calmants, les antiphlogistiques, les purgatifs, le marasme le plus complet survint et la malade mourut le matin du 6 avril.

XXIX. *Péritonite chronique. Granulations inflammatoires?* (*Journal de médecine de Corvisart*, t. IV, année, X, p. 545. Laënnec). — X..., 60 ans.

Autopsie. — Sujet amaigri.

Abdomen. — Une pinte d'une sérosité rougeâtre. Péritoine couvert de granulations arrondies et ressemblant à une certaine éruption miliaire de la peau. En les râclant, on trouve au-dessous d'elles le péritoine parfaitement sain. L'épiploon gastro-colique adhère assez fortement à la portion du péritoine qui tapisse la paroi antérieure et gauche de l'abdomen et à une portion de l'intestin grêle, au moyen de granulations aplaties qui le recouvraient partout.

XXX. *Péritonite chronique simple?* (Journal de médecine, t. LXXXI, 11ᵉ série, ann. 1822, nᵒ 65. — L. Jourdain). X..., 48 ans, boulangère.

A toujours joui d'une santé excellente, à part quelques coliques plus ou moins vives se dissipant promptement. En janvier 1821, cette femme a senti ses forces diminuer et a éprouvé des douleurs abdominales aiguës. Le 1er mars, elle s'alite. Ce qui frappe tout d'abord, c'est sa maigreur extrême ; le facies est grippé, le teint jaunâtre. La respiration paraît libre. Pouls accéléré, appétit perdu. Le ventre est uniformément affaissé. Il y a de la constipation. On constate un engorgement considérable du foie, une tuméfaction de la rate, une tumeur dure, mobile, très-étendue à la région ombilicale ; enfin œdème de la jambe droite.

La malade se plaint de douleurs vives dans l'abdomen et dans la poitrine. Ces douleurs vagues et passagères d'abord deviennent de plus en plus pénibles ; la respiration est gênée, tous les symptômes s'aggravent, et la mort arrive le 31 mars.

Autopsie. — *Thorax*. Epanchement d'une grande quantité de sérosité citrine dans le côté droit de la poitrine. Même liquide dans le péricarde. Les poumons sont refoulés vers la partie supérieure par les viscères abdominaux. — Adhérences de ces derniers avec les plèvres.

Abdomen.—Pas d'épanchement. Agglomération intime de l'épiploon, de l'arc du côlon, des circonvolutions, du mésentère et de ses ganglions, du pancréas. Péritoine et mésentère épaissis, intestins météorisés. Induration de l'estomac.

Foie volumineux. Vésicule distendue.

Rate volumineuse. Ovaires engorgés.

XXXI. *Péritonite chronique simple ? avec perforation de la vessie et de l'S du côlon ?* (Journal de médecine, t. LXXIII, ann. 1820, page 131 — Robouam). X..., 24 ans.

Suppression des menstrues sans causes connues ; douleurs lombaires ; coliques ; vomissements ; anxiété ; inappétence ; céphalalgie. Douleurs de ventre augmentées ; urines troubles et purulentes. 20 sangsues à la vulve ; bains de siéges ; lavements excitants. Mort au bout d'un mois.

Autopsie. — Epiploon et intestin adhérents entre eux par l'intermédiaire d'une matière albuminoïde concrète, granulée et comme tuberculeuse. Epiploon intimement uni à la paroi abdominale au-dessous du pubis, recouvrant un vaste foyer séro-purulent ; vessie perforée à la partie supérieure et postérieure et contenant un liquide analogue à celui du foyer purulent. Autre foyer situé entre le rectum et la matrice, contenant une matière jaunâtre demi-liquide, ayant l'odeur des matières fécales. La partie inférieure de l'S du côlon offre une ouverture d'une largeur d'une pièce de 2 francs.

XXXII. *Péritonite chronique ?* (Clément. Th. de doctorat, Paris, 1865). — Ursule D..., 17 ans. polisseuse, entre le 3 mai 1865 à l'Hôtel-Dieu, service de M. Grisolle.

Santé toujours bonne, bonne hygiène.

Douleurs abdominales intermittentes, vives, quelquefois exacerbantes. Aménorrhée. Douleurs permanentes. Diarrhée. Tuméfaction du ventre. Inappétence. Amaigrissement très-prononcé ; traits cachectiques. Douleurs abdominales vagues exagérées par la pression. Météorisme considérable, sans relief. Sonorité peu claire. Ventre souple excepté vers l'épigastre et l'ombilic. Epanchement péritonéal appréciable. Fièvre vespérale ; transpiration. Vomissements. Œdème des malléoles. L'état des poumons ne permet de rien affirmer sur la nature tuberculeuse de la péritonite (Observation incomplète).

Résumé des observations de péritonite chronique tuberculeuse rapportées dans les auteurs.

PÉRITONITES TUBERCULEUSES TERMINÉES PAR LA GUÉRISON.

I. *Péritonite tuberculeuse. Guérison* (Grisolle).— X..., 30 ans. Bonne santé habituelle ; constitution moyenne.

Depuis six semaines, coliques et diarrhée. A son entrée, le ventre est volumineux, dur, rénitent, surtout à l'épigastre. Ascite considérable. Epanchement pleural gauche survenu lentement. Pas de sueurs.

Expiration prolongée sous la clavicule et dans la fosse sous-épineuse droite. Fièvre vespérale ; sueurs partielles pendant le sommeil ; amaigrissement croissant ; toux. Craquements secs, puis humides au sommet droit. L'épanchement pleurétique se résorbe ; l'ascite diminue ; on sent mieux la rénitence et la dureté du ventre.

La diarrhée est calmée par le bismuth ; l'appétit, relevé par les toniques. L'épanchement est combattu par les vésicatoires. L'amélioration est assez rapide et le malade quitte l'hôpital en juin.

Après un séjour à la campagne, il y a apparence de santé parfaite ; il ne reste plus qu'un peu d'expiration prolongée et de retentissement de la voix au sommet droit. La guérison nous paraît complète.

II. *Péritonite tuberculeuse. Guérison.* (Clément, Th. de doctorat, Paris, 1865). — X..., 30 ans, entre à l'Hôtel-Dieu, service de M. Grisolle.

Bonne santé habituelle, sauf coliques et diarrhée depuis six semaines.

Etat actuel.— Ventre volumineux, dur, rénitent. Ascite considérable, Epanchement pleural gauche. Pas de sueurs. Respiration prolongée sous la clavicule droite. Fièvre vespérale. Amaigrissement. Toux. Craquements secs, puis humides au sommet droit. Rénitence et dureté abdominale. Diarrhée. Amélioration rapide. Il reste encore de l'expiration prolongée, du retentissement de la voix. Guérison.

III. *Péritonite tuberculeuse* (Bernheim, 26 janvier 1876. Société médicale de Nancy, Revue médicale de l'Est, 1877). — X..., 30 ans, 10 janvier 1875. Malade depuis quatre semaines. Mauvaise hygiène : coliques. Vomissements alimentaires et bilieux durant huit jours. Constipation suivie de diarrhée. Le ventre grossit.

Ventre ovoïde plus volumineux à gauche, sensible à la pression, résistant, dur. Anses intestinales agglomérées et parfaitement senties à l'hypogastre. Les intestins paraissent immobiles. Son mat au-dessous de l'ombilic. Souplesse et sonorité dans la fosse iliaque gauche. Symptômes de tuberculisation pulmonaire. Diarrhée. Douleurs vives. Amélioration des symptômes abdominaux et pulmonaires.— Guérison.

PÉRITONITES TUBERCULEUSES SUIVIES DE MORT.

IV. *Tabes mesenter*, (J. Baron, loc. cit.). — T..., 17 ans, entré le 4 janvier 1811 à l'infirmerie.

Début. — Il y a un mois, par douleur et tuméfaction de l'abdomen, nausées, vomissements.

État. — La maigreur est extrême, la faiblesse excessive.

Abdomen dur, tendu, douloureux à la pression ; toux fatigante, expectoration abondante ; langue rouge, vernissée, sans sécheresse ; pouls fréquent, faible ; appétit mauvais ; soif ardente ; diarrhée.

Marche. — Rétraction lente de l'abdomen. La toux augmente. Affaiblissement graduel. Œdème des membres ; sueurs nocturnes ; anxiété ; agitation ; vomissements ; diarrhée ; marasme.

Mort le 29 mars.

AUTOPSIE. — La masse intestinale adhère à la paroi antérieure et masque les viscères. Les concrétions qui réunissent les anses intestinales sont si épaisses qu'on ne peut les déchirer : elles sont granuleuses.

Les parois intestinales sont amincies ; les ganglions mésentériques sont dégénérés, il y a une infiltration de sérosité par places. Le foie a une couleur rouge cuivré ; il est ramolli. Le diaphragme est hérissé de corps granuleux.

Infiltration granuleuse des sommets des poumons. Adhérences pleurales.

V. *Péritonite tuberculeuse consécutive à un épanchement de matières fécales* (Arch. gén. de méd., t. IX, année 1825, 1re série, page 192. Lombard.) — L..., 28 ans.

Il y a dix-huit mois, douleurs à l'épigastre exagérées par la pression. Langue tantôt rouge, tantôt blanche, haleine fétide, nausées, anorexie, diarrhée, lassitude générale. Ces accidents furent calmés par sangsues,

diète, régime lacté. Le 2 novembre 1826, à la suite d'un déjeuner co-
pieux survinrent des vomissements, de l'anxiété, de la diarrhée, du
ténesme, des douleurs abdominales atroces.

Depuis lors : mouvements convulsifs, soubresauts de tendons,
extrémités refroidies, traits du visage décomposés, sueur froide et
gluante ; la langue est rouge foncé ; le ventre ballonné et douloureux à
la pression (40 sangsues sur l'abdomen). Pas d'amélioration (20 sangsues) ; agitation continuelle qui ne permet pas l'usage des fomenta-
tions.

Mort dix-sept jours après le début de la maladie.

AUTOPSIE. — Les poumons sont sains, seulement quelques adhérences
anciennes des plèvres. A l'ouverture de l'abdomen, on a une grande
quantité de gaz fétides, et entre le péritoine et la paroi abdominale
une énorme quantité de liquide séro-sanguinolent. Depuis la ligne
blanche jusqu'au mésentère, on trouve une multitude de petits tubercules arrondis, saillants, de couleur ardoisée, de consistance lardacée,
simulant une éruption variolique. La portion sus-intestinale du péritoine est d'un rouge vif et présente çà et là des tubercules d'un noir
foncé. On trouve encore des tubercules dans la partie sous-diaphragmatique ; pas de perforation.

(Cette observation est une des premières dans lesquelles on trouve
une description détaillée des tubercules du péritoine dans leurs diverses
périodes).

VI. *Tabes mésenterique* (J. Baron., loc. cit.). — Sarah A..., 18 ans, entre
à l'infirmerie le 5 janvier 1813. Depuis quatre mois, tuméfaction, douleur de l'abdomen ; toux peu de temps après. Douleur et tension de
l'abdomen ; diarrhée ; urine normale ; menstruation régulière ; toux violente ; expectoration abondante, respiration libre pendant le repos.
Pouls à 110 ; peau sèche ; langue d'un rouge vif ; lèvres sèches, teint
pâle, émaciation.

Un peu plus tard survient une poussée aiguë ; pouls à 120, peau
chaude ; la toux diminue. Constipation. Peu à peu, émaciation, marasme, agitation. Mort le 22 février.

AUTOPSIE. — Lésions identiques à celles de l'observation précédente.
Le foie seul était plus volumineux.

(Il existait dans la marche de la maladie une sorte de balancement
entre les phénomènes abdominaux et thoraciques).

VII. *Péritonite chronique* (John Baron, loc. cit.). — F. T.... A eu une
dyssenterie qui amena un affaiblissement très-grand ; a depuis quelque
temps de fréquentes céphalalgies, amaigrissement. A ressenti dans
l'hypochondre droit des douleurs qui s'irritaient vers la colonne vertébrale et étaient exagérées par la pression ; point douloureux au niveau

du lobe gauche du foie. Douleurs, et après elles, sensation de resserrement comme si l'intestin était fortement comprimé par un bandage ; constipation. Rémission légère à la suite d'une évacuation copieuse.

Rechute ; douleurs abdominales toujours violentes ; météorisme, anxiété ; sensation de pesanteur dans le ventre ; inappétence ; selles irrégulières ; pouls de plus en plus fréquent. La pression sur l'abdomen est pénible ; pas de fluctuation ; sensation d'une masse solide. Saignées répétées (sang couenneux), font cesser momentanément les douleurs. Bains tièdes. La ponction permet de mieux apprécier la tumeur abdominale. Les symptômes s'aggravent et le malade succombe.

(On crut tout d'abord à une affection hépatique).

Autopsie. — Adhérences pleurales. Pas de tubercules. Épiploon rétracté et ratatiné, infiltré de tubercules caséeux. Adhérences, épaississement, infiltration caséeuse et granuleuse du péritoine. L'intestin forme une seule masse. Le mésentère et le mésocôlon ont la consistance du cuir épaissi. La vésicule biliaire contient deux calculs. Le foie est mou et présente une teinte cuivrée.

VIII. *Tabes mésentériques* (J. Baron, loc. cit.). — Sarah E..., 52 ans, entre le 24 septembre 1812 à l'infirmerie. Constipation depuis plusieurs semaines ; resserrement douloureux dans le ventre, nausées, vomissements, ventre volumineux, sensible. Le ventre est de plus en plus tendu et douloureux ; flatuosités, vomissements verdâtres ; inappétence ; déjections irrégulières ; perte des forces. Petite amélioration pendant huit jours ; peau sèche ; constipation opiniâtre, vomissements fécaloïdes, tympanisme, œdème des pieds, pouls faible, collapsus. Mort.

Autopsie.—Dans l'abdomen, collection de sérosité jaune emprisonnée par des adhérences péritonéales.

Les intestins sont réunis en une seule masse de forme irrégulière.

Fausses membranes sur le péritoine. Épiploon adhérent à la paroi. Les intestins forment une tumeur solide et sont intimement agglomérés. Le foie est très-mou. Les poumons sont sains ; la plèvre épaissie et adhérente. A la fin, symptômes d'occlusion intestinale. Rien n'indique la présence de tubercules et cependant l'auteur la compare aux deux précédentes.

IX. *Péritonite chronique tuberculeuse.* (John Baron. *Loco. cit.*) — B.... P..., 17 ans, entré à l'hôpital le 5 février 1818.

Quinze jours auparavant, rougeole suivie de troubles respiratoires.

Diarrhée continue provoquée par un refroidissement, il y a deux mois et demi. Toux fréquente ; gêne de la respiration ; douleur abdominale ; inappétence ; vomissements aussitôt après [l'ingestion des aliments ;

déjections pénibles ; peau chaude et sèche ; langue rouge 'vif ; lèvres sèches.

Rémission (la malade *reprenait de la chair*).

1er avril. Rechute, céphalalgie ; stupeur ; spasmes ; raideur. Révulsifs. Mort le 7.

AUTOPSIE. — Adhérence de la plèvre sans tubercules.

Péritoine épaissi. Tubercules nombreux, globuleux, pédiculés, durs ou caséeux. Des adhérences filamenteuses ou lamelliformes unissent lâchement les anses intestinales entre elles, et les rattachent au péritoine pariétal, mais pas de tubercules. Foie volumineux, sans tubercules. Congestion cérébrale.

(De ce que le malade semblait engraisser dans les périodes de remission, Baron pensait que le mésentère pouvait ne pas être intéressé, la circulation des chylifères n'étant pas intéressée.)

X. *Péritonite tuberculeuse.* (J. Baron, *loc. cit.*). — Henry H..., 13 ans, entre le 24 juin 1815 à l'hôpital de Glocester.

Il y a trois mois, douleurs violentes dans l'abdomen. Face maigre, pâle ; lèvres et langue d'un rouge vif ; soif considérable. Pouls petit, fréquent ; appétit capricieux ; évacuations alvines irrégulières. Autour de l'ombilic, tumeur d'un rouge cuivré, molle, fluctuante. Téguments crevassés ; abdomen dur, développé, incompressible. Embarras et pesanteur d'entrailles ; douleurs intermittentes vers l'épigastre amenant des envies de vomir.

Amaigrissement rapide. La tumeur ombilicale s'est ouverte spontanément, donne issue à un liquide gélatineux, bleuâtre, et à des matières fécales à odeur très-pénétrante. Plus de vomissements depuis l'ouverture de la tumeur. Perte de forces ; peu d'évacuations par l'anus. Mort.

AUTOPSIE. — Adhérences des viscères de l'abdomen avec la paroi, excepté au niveau de la tumeur. Tubercules du péritoine peu nombreux, mais très-volumineux. Ils sont remplis de matière caséeuse ; quelques-uns sont pédiculés. L'intestin est ulcéré à un pouce de l'ombilic. Le foie est mou, diversement coloré. Rien dans les organes thoraciques.

XI. *Péritonite chronique.* (John Baron, *loc. cit.*). — H..., 32 ans, sommelier.

Depuis six mois, phénomènes gastro-intestinaux ; langueur ; sentiments de pesanteur dans le bas-ventre ; douleurs dans les reins ; le malade ne pouvait trouver une position commode. Phénomènes aigus : sensibilité intestinale ; vomissements ; constipation opiniâtre. Disparition graduelle sous l'influence du traitement. Cinq jours plus tard, diarrhée ; selles involontaires ; météorisme. Mort.

AUTOPSIE. — Adhérence du poumon droit à la plèvre pariétale. Masse de tissu granuleux épaisse d'un pouce ; adhérences avec le péritoine formées par l'épiploon dégénéré. Intestins enflammés ; petits tubercules à leur surface externe, entourés d'une zone vasculaire. Les vaisseaux paraissent s'arrêter à la surface des tubercules.

XII. *Péritonite tuberculeuse.* (John Baron, *loc. cit.*). — Femme B..., 40 ans, 10 octobre 1818.

Hernie crurale droite depuis plusieurs années ; phénomènes d'étranglement herniaire vers le 15 octobre, opération. Intestin noir baignant dans un liquide noir et d'une odeur pénétrante. Le résultat paraissait satisfaisant, quand au bout de trois semaines, le ventre devint douloureux, la plaie se rouvrit et un écoulement stercoriforme eut lieu. Cicatrisation vers le 15 décembre.

Bientôt survinrent de la tuméfaction et des douleurs abdominales. Vomissements. Evacuations alvines très-irrégulières. Quatre jours avant la mort, les vomissements cessent. Diarrhée. Aphthes. Mort le 3 janvier.

AUTOPSIE. — *Abdomen.* Adhérences péritonéales très-nombreuses et infiltrées de tubercules. Intestins agglomérés par des adhérences réduites au volume du poing. Rupture un peu au-dessus de l'étranglement. Abcès stercoral dans la fosse iliaque droite.

Poumons. On n'a pu ouvrir le thorax et s'assurer si des tubercules existaient dans la plèvre et le poumon. L'étranglement herniaire fut le point de départ ou plutôt la première manifestation de la péritonite tuberculeuse.

XII. *Péritonite tuberculeuse.* (*London Medic. Gaz.* Tome VI, 1830.) — Martha H..., 45 ans, entre à Saint-Georges, dans le service du Dr Seymour, le 23 décembre 1829. Habitudes d'intempérance. Malaise après le repas dans la région épigastrique. Vomissements de matières alimentaires et même de matières noirâtres mêlées à de la bile. Augmentation du volume de l'abdomen sans tumeur distincte. A la palpation, intestins partout adhérents ; vomissements persistants. Fièvre légère. P. 84. Douleur paroxystique sous forme de colique hépatique. Trois jours après, les symptômes progressent rapidement et la mort a lieu.

AUTOPSIE. — *Abdomen.* Tous les viscères abdominaux sont adhérents, le péritoine épaissi et rempli de tubercules. On trouve des nodules qui rendent la séreuse inégale sous le doigt. L'épiploon est rétracté, l'intestin grêle est pelotonné. Les tuniques de l'estomac sont épaissies ; pas de cancer.

Concrétions blanchâtres semblables à des taches de cire sur la plèvre. Les poumons sont sains.

XIII (Bright). — Patrick H..., 30 ans, entre le 13 juin 1827.

Depuis six semaines, souffre d'une toux pénible, a craché du sang sept semaines avant son admission à l'hôpital. Pâleur, amaigrissement extrême ; toux pénible, expectoration et diarrhée ; les ganglions du cou forment des tumeurs molles et de gros volume. Langue aphtheuse ; œdème malléolaire, sensibilité générale exagérée. Mort, le 28 juin.

Autopsie. — On trouve des adhérences fortes et étendues vers la partie supérieure de l'abdomen. La surface convexe du foie est adhérente au diaphragme.

Adhérences de la rate au voisinage de laquelle le péritoine est finement injecté et de couleur livide. La membrane adventice est parsemée d'une matière scrofuleuse. Tuberculose pulmonaire. Adhérences pleurales.

XIV. *Péritonite tuberculeuse. — Fistule stercorale près de l'ombilic.* (Gœbel, Th. de doctorat, Paris, 1876.) — B..., Jean, soldat, entre le 15 avril 1876, à l'hôpital militaire du Val-de-Grâce. Pas d'ancédents tuberculeux dans la famille, mais parents d'une santé faible. Carreau dans son enfance.

Le ventre a commencé, il y a cinq mois, à augmenter de volume. Vomissements il y a trois semaines. Tympanisme : tumeurs indolentes de la grosseur d'une noisette. Amaigrissement.

Peu à peu le ventre devient moins gros. Veines sous-cutanées très-développées. Diarrhée.

10 juin. Perforation du ventre livrant issue à des matières fécales. Rougeur et œdème de l'ombilic.

18. Maigreur extrême. Ventre ballonné, pression indolore, sonorité exagérée ; pas de liquide appréciable. Ecchymoses sur le ventre ; piqueté violacé du sternum à l'hypochondre gauche. L'ouverture de la fistule occupe le milieu de l'ombilic ; les bords en sont déchiquetés. Anorexie, vomissements. Mort.

Autopsie. — L'abdomen est affaissé. L'ombilic présente les mêmes caractères que pendant la vie. L'épiploon forme un magma farci de granulations grisâtres. Les intestins sont soudés et immobilisés par des fausses membranes adhérentes par l'intermédiaire de l'épiploon et du feuillet épaissi à la paroi abdominale qui est aussi épaissie. Pas d'ascite. A quelques centimètres à droite et au-dessous de l'ombilic, est une cavité en entonnoir de 4 cent. sur 3, creusée dans le grand épiploon et ouverte dans l'intestin par deux orifices ovalaires. Elle s'ouvre aussi par un trajet fistuleux au milieu de la cicatrice ombilicale. Le foie adhère au diaphragme ; la rate est ramollie sans tubercules.

Thorax. — Fausses membranes sur la plèvre pariétale. Epanchement (800 gr.). Infiltration tuberculeuse peu étendue du sommet droit.

X V. *Péritonite tuberculeuse* (Gaz. médicale, t. V, page 491, année 1836. Corrigan). — Jeanne P..., 47 ans, mai 1834. Ponction en août et juin. Ecoulement de sérosité. Tumeurs sphériques et dures dans les régions hypochondriaque et lombaire gauche. Empâtement. Plénitude. Reste de l'abdomen flasque. A la pression, sensation de craquement. Matité. De mars à octobre, six ponctions. Sensation de craquement. Abdomen distendu. Augmentation continue de la tumeur. Cachexie. Mort.

Autopsie. — En ouvrant l'abdomen, on trouve une tumeur volumineuse à gauche. Sur sa face antérieure, se trouvent des petits kystes remplis de sérosité. Le péritoine pariétal est couvert de lymphe spongieuse. Le péritoine intestinal est couvert de petits tubercules.

XVI. *Péritonite chronique latente, probablement cancéreuse* (Anatom. patholog. de Cruveilhier). Antoinette S..., 50 ans. Depuis trois ans et demi, cette femme n'a pas vu ses règles.

Début. — Tension, gène abdominale, plus tard véritables douleurs.

Peu à peu ascite; fluctuation non évidente; cloisonnement probable de l'abdomen. La pression brusque déplace le liquide; sensation de corps dur profondément situé; tension abdominale; plus de douleurs; urines peu abondantes.

Mort, le lendemain de l'entrée.

Autopsie. — A l'ouverture de l'abdomen, on trouve plusieurs litres de sérosité sanguinolente, une masse encéphaloïde énorme dans l'hypogastre, les régions ombilicale et lombaire. L'intestin est ratatiné. La tumeur naît de la surface libre du péritoine et du cul-de-sac recto-vaginal; elle est parsemée de foyers sanguins.

Les ovaires et les trompes sont détruits.

XVII. *Péritonite tuberculeuse* (Frémy, 1843). X..., fille de 10 ans.
Antécédents. — Mauvais soins dans son enfance; a toujours été malade. Sa mère a eu des hémoptysies et est morte d'un rhume négligé.

Début. — Diarrhée opiniâtre; puis enflure des pieds; amaigrissement progressif; bouffissure de la face; rougeur du pharynx; larynx douloureux à la pression; pouls petit, fréquent (125); oppression considérable; ventre tendu, gros, ballonné.

Diarrhée persiste, soif vive, langue rouge, toux sans expectoration, matité aux deux bases, défaut d'élasticité aux deux sommets.

Hypertrophie du cœur; rhythme altéré. Urines rares, rouges, non albumineuses. Mort.

Autopsie. — Les poumons sont farcis de tubercules; il existe des cavernes aux sommets. Ulcérations sur les cordes vocales.

L'épiploon adhère à la paroi et est farci de tubercules crus; les mêmes granulations sont semées sur le péritoine.

Les intestins, réunis en une seule masse, sont cachés par des fausses membranes.

Les organes du petit bassin sont réunis par les mêmes membranes.

Le foie est gras, les reins sont hypertrophiés ; dans la rate, on trouve quelques tubercules disséminés.

Sur la pie-mère existent quelques granulations.

XVIII. *Péritonite chronique tuberculeuse* (Louis, loc. cit.). X..., 27 ans, bonnetier, entre à la Charité le 7 avril 1874.

Homme d'une constitution forte, à Paris depuis un mois.

Début. — Après avoir été mouillé, a eu des frissons, a toussé, craché, perdu l'appétit, la dyspnée est survenue ; il s'est beaucoup affaibli.

Peu à peu infiltration des jambes ; les crachats sont verdâtres ; il tousse fréquemment et l'oppression augmente. Râles muqueux à gauche et en arrière ; pouls accéléré ; chaleur peu considérable ; ventre tendu et non douloureux.

Marche. — Augmentation graduelle des symptômes. Mort, quatre mois et demi après l'entrée.

Autopsie. — Cerveau mou, sérosité dans les ventricules latéraux et dans l'arachnoïde.

Thorax. — Il existe des masses tuberculeuses dans les poumons.

Abdomen. — Paroi antérieure adhérente ; matière tuberculeuse sur les épiploons, et les mésocôlons ; ganglions mésentériques tuberculeux. Le foie adhère au diaphragme par des fausses membranes.

XIX. *Péritonite chronique tuberculeuse* (Louis, loc cit.). X..., 26 ans, jardinier, entre à la Charité le 13 juillet 1826.

Homme d'une faible constitution ; s'enrhume facilement.

Début. — Toux sèche, expectoration abondante, douleurs de ventre continuelles, chaleur, frissons ; diarrhée passagère à répétition.

Les mêmes phénomènes persistent et s'aggravent ; le ventre développé au-dessous de l'ombilic est très-douloureux et très-mat.

Les bruits respiratoires sont rudes et mêlés de quelques râles muqueux.

Marche. — Mieux sensible puis rechute. Douleur à l'épigastre ; pouls petit, faible ; vomissements ; diarrhée ; amaigrissement.

Mort, 23 jours après son entrée à l'hôpital.

Autopsie. — On trouve de la sérosité dans l'arachnoïde et dans le ventricule latéral gauche.

Thorax. — Les ganglions du cou sont tuberculeux ; il existe 300 grammes de sérosité dans le péricarde ; le cœur est petit. Le poumon gauche est adhérent ; granulations tuberculeuses pulmonaires.

Abdomen. — L'intestin grêle adhère à la paroi antérieure ; les circonvolutions sont réunies par des brides celluleuses ; tubercules sous le péritoine. Ulcérations de la muqueuse de l'intestin grêle. Le grand épiploon est épais et adhère au ligament de Fallope ; granulations tuberculeuses sous le mésentère. Le foie est adhérent au diaphragme.

XX. *Péritonite chronique tuberculeuse* (Louis, loc. cit.). X..., 45 ans, entre le 4 juin 1840 à l'hôpital Beaujon.

Homme d'une bonne constitution.

Début. — Vomissements bilieux ; sensation pénible dans la région du foie ; augmentation du ventre, diarrhée ; embonpoint conservé.

Peu à peu diminution de l'appétit et des forces ; fièvre légère, anorexie, soif, selles liquides ; ventre volumineux, indolent ; matité partout, excepté à l'ombilic. Les urines sont abondantes, jaunes, alcalines ; toux sèche ; bronchophonie ; absence du bruit respiratoire ; craquements aux deux sommets ; quelques râles sous-crépitants.

Marche. — Affaiblissement général. Altération progressive des traits. Rapidement coma. Mort.

Autopsie. — *Cerveau.* Adhérences de la dure-mère au crâne ; infiltration sous-arachnoïdienne ; injection de la pie-mère.

Thorax. — Sérosité (300 gr.) dans la plèvre droite ; granulations miliaires au sommet et dans la portion diaphragmatique, ainsi que dans les poumons.

Abdomen. — 10 litres de sérosité. Granulations sur le péritoine et sur les fausses membranes épaissies que l'on trouve près de l'ombilic.

L'intestin grêle forme une masse globuleuse.

Le foie est adhérent au diaphragme par une fausse membrane résistante.

XXI. *Péritonite chronique tuberculeuse* (Louis, loc. cit.). X..., 30 ans, cuisinière.

Femme ordinairement d'une bonne santé ; souffrante depuis six mois seulement.

Début. — Inappétence ; amaigrissement. Au bout de quelques semaines : émaciation, ventre volumineux, fluctuation, peu de douleur. Diarrhée, vomissements bilieux. Les circonvolutions intestinales se dessinent à la surface du ventre. Amaigrissement graduel.

Epigastre et hypogastre saillants, élastiques, rénitents. Pas de tumeur.

Selles abondantes, involontaires. Anorexie.

Matité sous-claviculaire gauche.

Marche. — Survenance de vomissements abondants ; selles liquides involontaires ; marasme. Mort.

Autopsie. — *Thorax.* Les poumons sont adhérents et renferment des tubercules.

Abdomen. — Adhérences du péritoine aux circonvolutions ; fausses membranes tuberculeuses.

La surface libre de l'estomac et le mésentère sont recouverts de matière tuberculeuse.

La muqueuse du gros intestin est ramollie et ulcérée.

XVIII. *Péritonite tuberculeuse* (Société anatomique. Juillet, 1845. Courtin). X..., 26 ans, entre à l'hôpital du Midi, service du docteur Puech.

Antécédents. — Pleuro-pneumonie ; pleurésie double chronique avec épanchement. Syphilis.

Période d'état. — Ascite. Hémorrhagies abondantes. Peu de fièvre.

Marche. — Rapide.

Mort.

AUTOPSIE. — *Thorax*. Epanchement péricardique et pleural ; adhérences pleurales ; tuberculisation des ganglions bronchiques.

Abdomen. — Liquide séro-sanguinolent (4 litres) dans le péritoine ; ecchymoses péritonéales ; adhérences peritoneo-intestinales. Masses tuberculeuses dans le péritoine, lenticulées, de couleur grise. L'épiploon est dur comme du tissu fibro-cartilagineux.

XIX. *Péritonite tuberculeuse. — Matière tuberculeuse dans l'utérus. — Anémie. — Anasarque. — Empoisonnement par la digitale.* (Soc. anatom., 1847. Viallet). A. J..., 79 ans, fileuse, entre à la Salpétrière, dans le service de M. Barth.

Mauvaise constitution ; menstrues irrégulières ; souffre depuis 23 ans.

Début. — Depuis longtemps diarrhées fréquentes ; digestions difficiles.

Période d'état. — Abattement profond ; peau sèche, froide ; infiltration des jambes ; pouls faible ; rien à l'auscultation ; selles peu abondantes ; ventre indolent ; anasarque.

Marche. — Œdème des membres inférieurs et du tronc disgarait peu à peu. Urines abondantes, troubles, sans albumine.

Morte empoisonnée par la digitale.

AUTOPSIE. — *Thorax*. Quelques granulations grises aux deux sommets.

Abdomen. — Un litre de sérosité citrine dans la cavité péritonéale.

Le péritoine est grisâtre, parsemé de plaques noirâtres ; granulations tuberculeuses sous le feuillet viscéral. L'intestin grêle est pelotonné par des brides fibreuses infiltrées de tubercules. Les ganglions lombaires et mésentériques sont tuberculeux.

Matière tuberculeuse dans l'utérus.

XX. *Péritonite tuberculeuse.* (Gaz. des hôpit., 1853). — X..., 25 ans, soldat, 26 octobre.

Homme d'une constitution détériorée, d'un tempérament lymphatique ; il a souvent des douleurs dans le ventre, très-atténuées depuis quatre mois.

Après avoir fait des abus de boisson, s'être exposé au froid, a eu des frissons et les douleurs de ventre sont devenues plus fortes.

Période d'état. — Maigreur extrême, refroidissement général ; teinte violacée ; voix éteinte ; face grippée, anxieuse ; ventre peu ballonné, douloureux au toucher ; vomissements abondants ; résonnance abdominale à l'épigastre et à l'hypochondre gauche ; matité partout ailleurs ; pouls petit ; constipation.

Marche. — Vomissements continuels ; vives douleurs abdominales ; le pouls s'effface ; constriction thoracique extrêmement pénible.

Mort après trois jours.

Autopsie. — *Thorax.* Tuberculisation et ramollissement des ganglions bronchiques ; tubercules au sommet droit.

Abdomen. — Masse tuberculeuse s'étendant du diaphragme au petit bassin le long du psoas ; ganglions très-tuméfiés. Cette masse comprime l'aorte, la veine cave inférieure, la veine azygos, les veines et artères iliaques primitives et externes.

Le poids de la masse est de 2 kilog. 250 gr.

XXI. *Péritonite scrofuleuse.* (Handfield Jones.) — X..., 28 ans, entre le 27 avril 1854.

Début. — Coup sur la face ; tuméfaction consécutive des ganglions du cou.

Période d'état. — Toux ; sueurs nocturnes ; diminution de la tumeur du cou ; douleurs épigastriques ; vomissements rebelles.

Marche. — Apparition rapide de la cachexie.

Mort.

Autopsie. — Tuberculisation et suppuration des ganglions du cou (tubercules miliaires et foyers caséeux).

Granulations et dépôt de même nature dans le mésentère. Plusieurs de ces granulations *sont pédiculées.*

Examen histologique : les tubercules sont formés de noyaux multiples et de matière unissante amorphe.

XXII. *Péritonite scrofuleuse.* (Handfield Jones.) — X..., 18 ans. Cette jeune fille a un tic de la face ; elle est souvent somnolente. Une de ses tantes est morte phthisique.

Début. — Douleurs abdominales paroxystiques ; mictions douloureuses ; diarrhée.

Un peu plus tard sensibilité à la pression dans la fosse iliaque droite ; mouvements pénibles ; murmure vésiculaire affaibli aux deux sommets ; pouls rapide, peu de fièvre, rien dans l'urine.

La diarrhée augmente ; état cachectique survient promptement ; mort.

AUTOPSIE. — Abdomen ; il existe des adhérences entre le péritoine, la paroi et les viscères. Les ganglions mésentériques sont parsemés de tubercules en voie de ramollissement. Rétrécissement intestinal ; ulcération de la muqueuse Matière tuberculeuse dans les trompes de Fallope.

XXIII. *Péritonite tuberculeuse.* (Kaulich cité par Baüer in Ziemssen Hand de Pathol.) — Jeune fille de 16 ans et demi.

N'a jamais eu que la rougeole.

Début. — Dysménorrhée ; augmentation du volume du ventre ; frissons ; fièvre ; vomissements, collapsus.

Au bout de quelques jours météorisme considérable ; sensibilité à la pression dans l'aine droite ; induration sans matité.

Le collapsus disparaît très-rapidement et il n'existe plus que des symptômes de péritonite circonscrite à la région inguinale droite, qui disparaissent en quelques jours.

Un peu plus tard les mêmes phénomènes se montrent au niveau de l'ombilic ; plusieurs rémissions. La maladie s'étend à tout le péritoine.

Constipation de temps en temps. La paroi abdominale ne semble pas prendre part aux mouvements respiratoires.

Marche. — Pleurésie droite ; symptômes de tuberculisation pulmonaire ; tumeur **circonscrite** de l'abdomen qui paraît être gazeuse. Fièvre hectique.

La mort arrive six mois après le début.

AUTOPSIE. — Adhérences des deux poumons.

Abdomen. — Adhérences des deux feuillets du péritoine.

Tubercules sessiles et pédiculés à la face externe de l'intestin ; ulcération de la muqueuse intestinale ; perforation de la largeur d'une lentille sur l'intestin grêle ayant déterminé un foyer de la grosseur du poing rempli de matière fécale.

XXIV. *Péritonite tuberculeuse.* (Hyburg eber Periton. tuberc. b. Erwachs, th. de Zurich, 1854.) — X…, 34 ans ; 6 juin.

Début. — Malaise ; frissons ; diarrhée ; anorexie.

Période d'état. — Augmentation du volume du ventre qui reste indolent (circonférence du ventre 85 cent.). Fluctuation. Epigastre rénitent. Matité péri-ombilicale dans une étendue de 4 travers de doigt.

Organes thoraciques sains. Œdème des membres inférieurs. Rien dans l'urine.

Marche. — Amaigrissement rapide; alternatives d'amélioration et d'exacerbation; ventre douloureux à la pression; vomissements. Mort.

Autopsie. — *Thorax.* Tuberculisation des deux plèvres et des ganglions bronchiques.

Abdomen. — Contient un liquide blanc jaunâtre. Péritoine d'un blanc nacré avec des plaques noires. Le grand épiploon est converti en une masse dure, enroulée autour du côlon transverse; il est farci de tubercules. Les intestins adhèrent en masse. Le foie et la rate sont épaissis.

XXV. *Péritonite tuberculeuse.* (Cas cité par Bauer, loc. cit.) — X..., 57 ans, entre le 22 avril à la clinique de Ziemmsen.

L'année précédente, cet homme a été traité pour du malaise et une faiblesse générale; il a aussi été opéré d'une fistule anale.

A son entrée à la clinique facies altéré, plombé. Amaigrissement progressif. Pouls veineux très-marqué pendant l'expiration. Œdème des membres inférieurs. Ombilic saillant. Le lobe gauche du foie refoule la paroi antérieure sur la ligne médiane.

Submatité au nivau du sommet gauche. Pleurésie droite. Matité dans les parties déclives pendant le décubitus dorsal. Pas de tumeur abdominale. Diarrhée, anorexie, fièvre hectique.

Marche. — Epuisement. Marasme. Mort.

Autopsie. — *Thorax.* Adhérences du sommet droit jusqu'à la troisième côte. Sclérose des deux sommets et épaisissement de la plèvre interlobaire.

Abdomen. — 4 litres de liquide trouble dans le péritoine; épiploon épaissi adhère à la paroi et est parsemé de foyers hémorrhagiques entre lesquels se trouvent des granulations blanches de la grosseur d'une tête d'épingle. Séreuse intestinale marbrée de taches sanguinolentes; plusieurs ulcérations tuberculeuses de l'intestin dont une approche de la perforation; capsule de Glisson épaissie; rate volumineuse.

Observation. — Péritonite chronique avec foyer caséeux et hémorrhagie.

XXVI. *Péritonite tuberculeuse.* (Aran.) —F. B..., 36 ans, piqueuse de bottines, entre à l'hôpital Saint-Antoine le 25 février 1858.

Femme d'une constitution lymphatique; mauvaise hygiène; a éprouvé de grands chagrins; a eu six enfants; a été réglée à 15 ans.

Début. — Il y a trois mois elle a eu un abcès au médius droit qui laissa un trajet fistuleux. Peu après vomissements, diarrhée, toux, sueurs nocturnes.

Il y a un mois, anorexie complète; vomissements plus fréquents. Le ventre est gonflé et douloureux. Absence des règles pour la première fois le 20 février.

Tapret.   11

Période d'état. — Pâleur et bouffissure de la face; pouls fréquent; peau chaude ; léger œdème des membres inférieurs ; ventre distendu, saillant, surtout au niveau de l'ombilic, tympanisme à ce niveau, matité dans les parties déclives ; tension énorme d'une hypochondre à l'autre; estomac refoulé dans la cavité thoracique ; sonorité exagérée dans les 2e et 3e espace intercostaux droit; respiration faible sous la clavicule gauche en avant; respiration rude, craquements secs dans les deux fosses épineuses droites en arrière.

Marche. — Les douleurs abdominales se calment, puis reparaissent avec des alternatives de diarrhée et de constipation. Fièvre hectique. Marasme.

Mort le 17 mars.

Autopsie. — Quatre litres d'épanchement citrin dans la cavité abdominale. Le péritoine est épaissi, jaune et parsemé de tubercules nombreux. Arborisation dans la partie inférieure du gros intestin.

Granulations nombreuses à la surface du foie. Les reins sont décolorés. Les annexes de l'utérus sont soudés entre eux par des adhérences. A ce niveau et au niveau de l'utérus le péritoine est tapissé de granulations tuberculeuses bien nettes à gauche seulement. Une bride fibreuse soude les annexes à la partie antéro-latérale du rectum. Les trompes contiennent de la matière tuberculeuse. Quelques tubercules dans les ovaires.

XXVII. *Péritonite tuberculeuse.* (Obs. rapportée par Martin-Solon, dans la clinique d'Aran, 1858.) — X..., 19 ans, maçon, entre à l'hôpital Beaujon le 24 avril 1840.

Bonne constitution.

Début. — Depuis quinze jours douleurs de côté et depuis une semaine seulement douleurs dans le ventre. Ni toux, ni oppression, ni constipation, ni diarrhée.

Période d'état. — Facies abattu; langue un peu sèche ; pouls à 60; ventre arrondi, tendu, douloureux spontanément et à la pression; miction pénible; urine acide. Amélioration sous l'influence des antiphlogistiques.

Le 7 novembre. Eruption rubéoliforme avec démangeaisons. Le ventre augmente de nouveau ; fluctuation évidente ; diarrhée; urine albumineuse; abcès ombilical du volume d'une aveline s'ouvrant spontanément avec issue des matières fécales.

Marche. — Subaiguë avec des rémissions.

Mort dans le collapsus, après une durée de trois mois et demie de la maladie.

Autopsie. — Il existe des ulcérations de la peau au niveau de l'ombilic. Un abcès stercoral occupe la partie antérieure et médiane de l'abdomen. Le côlon descendant communique avec cet abcès par une ouverture d'un pouce de diamètre. Muqueuse intestinale saine ; fausses membranes granuleuses sur le foie et la rate.

Le rein droit contient quelques tubercules crus.

Le cerveau est normal.

XXVIII. *Tuberculisation du péritoine*. (Rilliet et Barthez).—X..., garçon de 3 ans.

Début. — Tuméfaction d'emblée du ventre.

Période d'état. — Abdomen volumineux ; tumeur à gauche dirigée des fausses côtes à l'ombilic, limitée par un bord sinueux s'étendant de l'épine iliaque à l'ombilic.

A droite deuxième tumeur qui occupe la fosse iliaque et l'hypogastre. Matité au niveau des tumeurs ; sonorité à l'épigastre seulement.

Mort.

AUTOPSIE. — *Abdomen*. Les tumeurs correspondaient à d'énormes plaques tuberculeuses dont la plus volumineuse était constituée par le grand épiploon. D'autres plaques existaient dans les flancs et à l'hypogastre. La matière tuberculeuse avait la consistance du fromage.

Les anses intestinales étaient unies entre elles par des fausses membranes granuleuses.

Remarque. — La tumeur située à gauche aurait pu faire croire, si elle avait été isolée, à une hypertrophie de la rate.

XXIX. *Ovarite et péritonite tuberculeuse*. (Brouardel, Th. de doctorat, Paris, 1865, page 112.)—Corinne G..., 21 ans, dentelière, entre à l'hôpital Saint-Antoine le 30 novembre 1860.

Couches normales il y a six mois.

Début. — Deux mois après, le ventre reste douloureux à la suite des règles ; ballonnement pendant quelques jours. Ces symptômes disparaissent et se reproduisent deux fois après les règles. Bientôt celles-ci ne reparaissent plus et les douleurs hypogastriques persistent.

Période d'état. — Dans la région hypogastrique : tumeur dure, douloureuse, parallèle au ligament de Fallope. Induration dans le cul-de-sac vaginal droit. Utérus dévié en bas et en avant, mobile. Rudesse respiratoire sous les clavicules.

Marche. — Augmentation de la tumeur. Tuberculose à marche rapide ; perte des forces.

Mort quatre mois après l'entrée.

AUTOPSIE. — *Thorax*. Tubercules ramollis et excavations tuberculeuses aux deux sommets.

Abdomen. — Dans le péritoine : tubercules miliaires à la partie inférieure ; matière tuberculeuse dans son épaisseur et dans le cul-de-sac vésico-utérin.

Trompes farcies de matière tuberculeuse en voie de ramollissement ; les pavillons sont remplis de cette même matière et constituent la tumeur.

Adhérence des organes génitaux à l'S iliaque et au rectum.

XXX. *Péritonite tuberculeuse.* (Brouardel, loc. cit). — Mademoiselle V. G..., 16 ans et demi.

Antécédents. — Mauvaise hygiène, mauvaises habitudes, flueurs blanches abondantes ; menstruation régulière de 12 à 15 ans et demi.

Début. — Constipation habituelle. Développement du ventre. Douleur vive dans le côté droit.

Période d'état. — Diarrhée. Vomissements de matière verdâtre. Métrorrhagie (usage de bains chauds).

Marche. — Fièvre continue. Marasme.

Mort.

Autopsie. — *Thorax.* Adhérences des poumons à la paroi postérieure. Sommets farcis de tubercules.

Abdomen. — L'épiploon est formé par une masse granulée adhérente aux parois abdominales. Le péritoine pariétal est hérissé de tubercules.

Vésicule hydatiforme suspendue à l'intestin grêle.

Parois du côlon ascendant presque cartilagineuses.

Ovaire gauche du volume d'un œuf de poule divisé en plusieurs lobes remplis de matière tuberculeuse.

Tubercules enkystés dans la trompe droite.

Muqueuse utérine recouverte de granulations tuberculeuses.

XXXI. *Péritonite tuberculeuse.* (Brouardel, Observation de M. Raynaud). — Eugénie V..., 18 ans, demoiselle de magasin, entre à l'hôpital Saint-Louis le 16 avril 1863.

Tempérament lymphatique ; bonne santé habituelle ; réglée à 16 ans ; menstruation irrégulière ; leucorrhée.

Début. — Douleurs dans le bas-ventre. Sensation de pesanteur. Difficulté de la marche.

Période d'état. — Décoloration des téguments ; anémie profonde. Abattetement. Traits tirés. Soif vive. Nausées fréquentes sans vomissements. Constipation. Ventre ballonné, sensible. Tumeur s'étendant à deux travers de doigts au dessous de l'ombilic jusqu'au puhis. Empâtement des culs-de-sac vaginaux.

Par le toucher rectal on sent une tumeur saillante à l'angle sacro-vertébral.

Marche. — Muguet. Amaigrissement. Frissons et fièvre hectique.

Ramollissement de la tumeur sacro-vertébrale ; elle donne issue à quatre litres de pus clair et limpide.

Mort quarante-quatre jours après son entrée.

AUTOPSIE. — *Abdomen.* Adhérences séparant la cavité du bassin du reste de l'abdomen ; elles renferment du pus en quantité considérable et des matières fécales (perforation intestinale). Ovaire droit adhérent au rectum en dégénérescence tuberculeuse ayant donné naissance au liquide purulent.

XXXII. *Péritonite tuberculeuse* (Brouardel, loc. cit. Observation de Godard). — C..., 23 ans, satineuse, entre à l'Hôtel-Dieu, salle Saint-Louis, le 5 avril 1847.

Début. — Cette jeune fille est malade depuis trois ans ; ses règles venaient irrégulièrement, depuis quelques mois elles ont disparu ; pertes blanches sans phénomènes précurseurs, symptômes exclusivement méninges.

Mort six jours après l'entrée.

AUTOPSIE. — *Thorax.* Adhérences totales des poumons à la plèvre ; granulations miliaires dans les lobes supérieurs, ganglions bronchiques tuberculeux.

Abdomen. — Adhérences de l'épiploon à la paroi antérieure, granulations sous-péritonéales sur l'intestin grêle. Deux larges ulcérations tuberculeuses sur le côlon transverse et l'S iliaque. Tubercules dans les reins. La trompe et l'ovaire droits renferment de la matière tuberculeuse.

XXXIII. *Péritonite tuberculeuse* (Brouardel, loc. cit. Observation de Aran). — L... (Julie), 34 ans, lingère, entre le 28 octobre 1860 à l'hôpital Saint-Antoine.

Antécédents. — Tempérament lymphathico-nerveux. Menstruation à 12 ans et demi. Cette femme a eu deux enfants, le dernier il y a sept ans. Huit mois après l'accouchement, elle a éprouvé des douleurs dans le bas-ventre et les reins. Diarrhée.

Début. — Deux hémoptysies en quatre mois ; toux ; mal de gorge ; altération de la voix ; amaigrissement ; diarrhée ; crampes nocturnes ; inappétence ; palpitations de cœur.

Période d'état. — Expectoration abondante, crachats spumeux et visqueux. Pouls à 116 ; voix enrouée ; respiration laryngée très-rude. Signes de tuberculisation pulmonaire et génitale. Bruit de souffle à la base du cœur. Ventre un peu ballonné.

Mort le 22 décembre.

AUTOPSIE. — *Thorax.* Infitrations tuberculeuses des sommets et cavernes. Ulcération des cordes vocales et des cartilages aryténoïdes.

Abdomen. — Le péritoine est tuberculeux et ulcéré. Les intestins sont soudés par des adhérences filamenteuses. Il y a des cavités formées par ces adhérences remplies de sérosité. Tubercules miliaires nombreux sur les intestins et l'épiploon.

L'utérus est adhérent aux intestins et au petit bassin ; col ulcéré.

Il y a des tubercules dans l'ovaire droit et de la matité tuberculeuse dans l'ovaire gauche et la trompe droite.

XXXIV. *Tuberculisation du péritoine* (Rilliet et Barthez. Maladies des enfants. T. III). — X..., enfant de 10 ans, 1861.

Début. — Insidieux ; inflammation bornée presque exclusivement à la plèvre et au péritoine. L'abdomen est volumineux, ballonné, légèrement douloureux. Au niveau de l'ombilic, tumeur arrondie du volume d'un gros œuf, composé de plusieurs autres tumeurs plus petites, assez dures, indolentes.

Marche rapide. Mort.

Autopsie. — *Abdomen.* Les intestins adhèrent tous par de fausses membranes élastiques. L'épiploon est intimement uni à la paroi abdominale antérieure ; il forme une tumeur du volume d'un gros œuf composée de tubercules, résultant de l'agglomération de granulations en nombre infini. Ces mêmes granulations, rapprochées en larges lames, forment des adhérences épaisses entre le foie, le diaphragme, la rate et l'estomac.

XXXIV bis. *Tuberculisation du péritoine* (Rilliet et Barthez, loc. cit.). X..., enfant de 5 ans, 1861.

L'abdomen est gros, dur, tendu, sonore, douloureux presque partout. Sous l'ombilic, on sent un chapelet de tumeurs qui forment un demi-cercle.

Mort.

Autopsie. — *Abdomen.* Adhérences générales des intestins entre eux et avec l'épiploon ; larges plaques tuberculeuses à la partie supérieure et antérieure du grand épiploon.

XXXV. *Tuberculisation du péritoine* (Rilliet et Barthez, loc. cit.). — X..., jeune fille de 12 ans, 1861.

Début. — Vives douleurs abdominales ; puis augmentation du volume du ventre et dévoiement (8 à 10 selles par jour) ; soif vive. Au bout de 5 semaines, sueurs abondantes la nuit. Quelques jours plus tard, œdème du membre inférieur gauche.

Période d'état. — Amaigrissement très-considérable ; Aspect caractéristique des phthisiques ; abdomen uniformément développé, tendu, sans rénitence ni inégalité, très-sonore, surtout à l'épigastre, pas de fluctuation. On ne perçoit pas de tumeur.

Douleur surtout dans la fosse iliaque droite, exagérée par la pression ; soif vive ; dévoiement ; appétit en partie conservé ; langue naturell ; peau chaude. P. 100.

Au bout de cinq jours, matité à la partie inférieure du ventre ; tension générale de l'abdomen ; veines abdominales développées surtout à gauche.

Pouls habituellement très-petit ; face pâle ; sueurs abondantes.

Marche. — Pouls s'accélère en restant petit ; chaleur anormale de la peau. Les douleurs abdomidales sont devenues générales ; les autres caractères changent peu ; la langue rosée à la pointe, humide ; dévoiement toujours très-abondant ; appétit conservé jusque dans les derniers jours.

La mort arrive deux mois et demi après le début.

Autopsie. — *Abdomen.* Le grand épiploon est uni à la paroi abdominale antérieure et aux intestins ; il est épais, rouge vif.

Le foie, la rate, l'estomac, l'intestin, sont tellement adhérents qu'on ne peut les séparer ; cette union est constituée par un tissu cellulaire très-serré. Le tissu sous-péritonéal des intestins est épaissi et mou.

Le diaphragme a en partie disparu sans qu'on puisse limiter l'étendue de la perforation. Nulle part, ni tubercules, ni granulations.

Dans le bassin, sérosité grise, trouble et quelque peu de matière fécale.

Perforation du gros intestin au niveau de l'union du cæcum avec le côlon ; l'ouverture est en contact avec l'épiploon,

La muqueuse de l'intestin est ramollie et ne présente nulle part de tubercules ou de granulations.

Dégénérescence graisseuse peu avancée du foie.

Thorax. — Dans les deux poumons, on trouve quelques tubercules la plupart crétacés. Pneumonie lobulaire double avec abcès.

XXXVI. *Tuberculisation du péritoine* (Rilliet et Barthez, loc. cit.). X.... garçon de 3 ans, 1861.

Début par pleurésie ; peu à peu l'abdomen d'abord peu développé, souple, indolent, devient pendant quelques jours très-volumineux : Il est tendu, sonore, ballonné, douloureux à l'épigastre ; puis, les jours suivants, il reprend sa forme ordinaire et devient très-flasque.

Mort.

Autopsie. — *Abdomen.* Des adhérences tuberculeuses unissent la rate et le foie au diaphragme.

XXXVII. *Péritonite tuberculeuse.* (Brouardel, loc. cit.). — Jeanne R..., 45 ans, brodeuse, entre le 11 mai 1830 à l'hôpital de la Pitié, salle Saint-Charles, n° 8.

Antécédents. — Elle a eu sept enfants, de 23 à 43 ans.

La menstruation s'est établie à 14 ans ; à 38 ans, les règles deviennent irrégulières ; elles ont disparu depuis un an. Sa mère, morte à 60 ans, avait beaucoup toussé et avait eu des hémotypsies.

Début. — Sept ou huit ans avant son entrée, elle a éprouvé des douleurs dans le dos et dans les lombes ; elle eut de l'oppression et toussa. Trois ans avant son entrée, mêmes symptômes et dévoiement. Dans ces derniers temps, elle a maigri.

Période d'état. — Signes de tuberculisation pulmonaire : pouls fréquent ; sueurs abondantes la nuit ; céphalée ; engourdissement ; langue humide, mucus blanc sur quelques points ; appétit bon. Pas de coliques. Hémorrhoïdes non fluentes.

Marche. — Bouffées de chaleur ; diarrhée ; épreintes ; élancements dans la matrice ; engourdissement des membres inférieurs ; frissons le soir ; agitation ; muguet.

Mort trente-huit jours après l'entrée.

AUTOPSIE. — *Thorax.* Fausses membranes molles sur la plèvre droite, un peu de sérosité en arrière ; sommet droit adhérent ; tubercules nombreux ; deux petites cavernes.

A gauche, le poumon adhère aux côtes, il y a une large caverne de la grosseur d'un œuf au sommet.

Abdomen. — Sur le péritoine existent de nombreuses granulations rondes et grisâtres et quelques membranes, molles et jaunâtres.

Sur l'intestin grêle, quelques granulations sous-muqueuses, jaunâtres vers sa terminaison.

On trouve des ulcérations sur toute la longueur du gros intestin, son tissu cellulaire sous-muqueux est épaissi.

Il y a également sur la face antérieure de l'utérus des granulations, et sur la face interne des altérations muco-tuberculeuses. Les trompes sont adhérentes et remplies de matière tuberculeuse.

XXXVIII. *Péritonite tuberculeuse.* (Brouardel, loc. cit., observation de Pelvet.) — Madeleine T..., 22 ans, cartonnière, entre à l'hôpital de la Pitié, service de M. Bernutz, le 15 avril 1874.

Antécédents. — Chétive dans son enfance ; adénopathie. A 11 ans, pleurésie gauche. A 13 ans, règles normales.

Début. — Point de côté douloureux au flanc droit augmenté par la marche et la respiration. La douleur disparaît pendant les règles. Le ventre se développe. Douleurs abdominales par accès s'irradiant vers les reins et les cuisses. Constipation remplacée par diarrhée.

Cinq mois après, le ventre diminue et subit des alternatives dans son volume, surtout après les repas.

Disparition des règles.

Période d'état. — Aspect cachectique ; face terreuse par plaques ; traits excavés ; amaigrissement considérable ; abdomen très-développé, un peu tendu ; veines sous-cutanées se dessinent dans l'aile gauche ; un peu d'empâtement dans la fosse iliaque droite ; sonorité dans toute l'étendue.

Douleurs dans les reins, le ventre, la jambe gauche ; un peu d'obs-curité du son et du murmure respiratoire aux deux sommets ; anorexie ; digestions pénibles ; diarrhée continuelle et abondante.

Marche. — Coloration ecchymotique de l'hypogastre ; œdème débu-tant à la partie supérieure de la cuisse gauche et envahissant la grande lèvre et la malléole correspondantes ; membre inférieur gauche dou-loureux ; cordon dur à la partie interne de la cuisse ; affaiblissement ; fièvre continuelle.

Mort, vingt-et-un jours après l'entrée.

AUTOPSIE. — *Abdomen.* Un peu de sérosité dans la cavité péritonéale ; quelques adhérences entre l'épiploon et l'ombilic, entre l'épiploon gas-tro-hépatique et le péritoine pariétal.

La trompe gauche offre à son insertion utérine un noyau dur de ma-tière tuberculeuse. L'ovaire droit tapissé de replis jaunâtres adhère à l'intestin.

Les ganglions mésentériques forment au-devant de la colonne verté-brale une tumeur volumineuse présentant à la coupe des noyaux tu-berculeux de consistance caséeuse. Cette tumeur comprime le bord gauche de la veine cave et l'embouchure de la veine iliaque gauche.

Le foie est atteint de dégénérescence graisseuse.

Thorax. — Aux deux sommets existent des tubercules miliaires et crétacés.

XXXIX. *Péritonite tuberculeuse.* (Brouardel, loc. cit. Observation de Pelvet.) — F..., 29 ans, lingère, entre à l'hôpital de la Pitié, service de M. Bernutz, le 21 mai 1864.

Antécédents. — Règles à 24 ans. Chlorose. La menstruation devient irrégulière ; grossesse normale à 26 ans.

Début. — Cessation des règles ; vives douleurs abdominales s'irra-diant dans les jambes et vers les reins ; perte des forces.

Période d'état. — Pâleur ; amaigrissement ; peau chaude ; pouls fré-quent, nausées, vomissements bilieux continuels ; signes de tubercu-lisation pulmonaire. Ventre tendu, douloureux à la pression ; consti-pation. Induration occupant l'hypogastre, la fosse illiaque et le flanc droit ; matité à ce niveau ; douleurs en ces points s'irradiant vers les reins.

Au toucher vaginal, on trouve une tumeur dure, saillante dans le cul-de-sac postérieur.

Marche. — Diarrhée ; fièvre le soir ; sueurs, toux sèche, pus dans les gardes-robes ; diminution de volume de la tumeur ; disparition des vomissements, muguet, prostration ; expectoration purulente.

La mort survient vingt-deux jours après l'entrée.

AUTOPSIE. — La paroi antérieure de l'abdomen est adhérente aux intestins. Petite collection caséeuse à droite de l'ombilic entre la paroi et les intestins. Le péritoine est noirâtre, et parsemé de granulations tuberculeuses. L'espace sous-ombilical à droite est limité par des adhérences, et contient un liquide purulent. Le prolongement de cette poche à droite conduit dans le côlon ascendant.

La trompe droite est augmentée de volume et remplie de matière tuberculeuse. Au niveau du cul-de-sac utéro-rectal, le péritoine est recouvert de fausses membranes et baigné de pus.

LX. *Péritonite tuberculeuse.* (Clément, Thèse de doctorat, Paris, 1865.) — Joseph P..., 19 ans, apprêteur d'étoffes, entre le 10 septembre dans le service de M. Grisolle, à l'Hôtel-Dieu.

Fièvre typhoïde à 12 ans, il habite une chambre humide.

Début. — Coliques, diarrhée, vomissements.

Période d'état. — Le ventre est dur et ballonné, les évacuations sont abondantes. (On porte le diagnostic : kyste du foie.) Ponction.

Le malade quitte l'hôpital et y rentre quelque temps après. A ce moment, le ventre est très-gonflé, sensible. Pas de vomissements, quelques coliques. Appétit bon.

Expiration prolongée aux sommets. Amaigrissement. Fièvre. Sueurs.

Marche. — Les lésions pulmonaires s'accentuent : matité aux deux bases. Le ventre est résistant. Partout il y a de la sonorité, du frottement péritonéal. Sueurs profuses. Marasme.

Mort, huit mois après.

AUTOPSIE. — *Thorax.* Dans les poumons, on trouve des adhérences, une infiltration granuleuse des sommets, des points ecchymotiques disséminés. Dégénérescence graisseuse du cœur.

Abdomen. — Le foie est rattaché au diaphragme par des fausses membranes. La rate est hypertrophiée. Les ganglions mésentériques sont tuberculeux. Le grand épiploon est aplati et déformé. Les intestins forment un seul paquet : les anses intestinales sont adhérentes entre elles par des fausses membranes infiltrées de matière tuberculeuse.

XLI. *Tuberculisation aiguë générale* (Brouardel, loc. cit.). — Céleste L..., 22 ans, fleuriste, entre à l'hôpital de Lariboisière en mars 1864.

Porte des cicatrices de scrofule.

Début. — A accouchée il y a six mois ; les suites de couches ont été mauvaises.

Période d'état. — Albumine dans les urines. Aménorrhée depuis l'accouchement.

Mort en mai.

AUTOPSIE. — *Thorax.* Tuberculisation pulmonaire avancée.

Abdomen. — Foie couvert de tubercules ; péritoine infiltré de granulations tuberculeuses ; adhérences du cœcum avec les anses intestinales. On trouve une tumeur fluctuante remplie de pus crémeux dans le cul-de-sac droit. Néphrite catarrhale. Tumeur dans la cavité gauche de l'organe recouverte de granulations. Tubercules dans l'insertion placentaire.

XLII. *Péritonite tuberculeuse* (Hoffmann, De la péritonite tuberculeuse, Thèse de doctorat. Paris 1866, observation IV). — Marguerite L..., couturière, 17 ans, entre le 10 mars 1864.

Début. — Les règles se suppriment au deuxième jour; en même temps, douleurs superficielles au ventre, surtout vives au niveau de l'ombilic.

Diarrhée en septembre avec chaleur, tension et ballonnement du ventre. Amaigrissement.

Période d'état. — Diarrhée avec coliques (jusqu'à 15 selles par jour) qui cessent quelque temps pour reprendre ensuite. Digestions pénibles. Pas de signes de tuberculose pulmonaire.

Marche. — La faiblesse croît et avec elle la maigreur. Vomissements. Phlegmatia alba dolens d'un, puis des deux côtés. Le ventre devient plus volumineux dans la région sus-ombilicale. Diarrhée fétide.

Mort par accidents dyspnéiques.

AUTOPSIE. — *Thorax*. Adhérences pleurales ; granulations dans le lobe supérieur droit.

Abdomen. — Des adhérences unissent les parois abdominales, les intestins et l'épiploon ; elles sont infiltrées de granulations tuberculeuses. Toute la cavité abdominale a une couleur ardoisée. Pas de liquide, pas d'ulcérations, mais des plaques rouges sur la muqueuse intestinale.

Petits tubercules sur la face antérieure de l'estomac et l'enveloppe de la rate.

XLIII — *Péritonite tuberculeuse* prise en chirurgie pour un kyste du foie. Passé deux fois en chirurgie, on propose au malade la ponction qu'il refuse (Hoffmann, loc. cit.). — Joseph B..., apprêteur, 19 ans, entre le 1er mai 1865.

Début. — Il y a neuf mois, douleurs épigastriques, vomissements bilieux, coliques et diarrhée.

Période d'état. — Phénomènes pulmonaires douteux, quelques coliques. Plus tard, vomissements et diarrhée.

Marche. — Affaiblissement progressif et phénomènes pulmonaires bien nets. Mort.

AUTOPSIE. — Tuberculisation des sommets des poumons et des ganglions bronchiques.

Abdomen. — Les intestins sont réunis en un paquet de couleur ardoisée. Il y a des tubercules dans les épiploons. Adhérences du foie qui est hypertrophié. Muqueuse intestinale saine.

XLIX. *Péritonite tuberculeuse* (Hoffmann, loc. cit.). — Ursule D..., polisseuse, entre le 3 mai 18C5.

Antécédents. — Rhumes prolongés revenant aux mauvaises saisons.

Début. — Il y a six semaines par douleurs abdominales vives revenant tous les jours.

Période d'état. — Diarrhée, coliques, augmentation graduelle du ventre, qui est arrondi, sans relief, résistant au niveau de l'hypogastre. Un peu d'ascite. Rien dans les poumons. Œdème malléolaire.

Marche. — La sensibilité abdominale augmente. Vomissements; diarrhée; faiblesse croissante. Mort.

AUTOPSIE. — *Thorax*. On trouve quelques tubercules dans les poumons. Ganglions bronchiques tuberculeux, adhérences pleurales.

Abdomen. — Un litre de sérosité dans l'abdomen. Le grand épiploon est converti en une galette dure, aplatie, de 5 à 12 millimètres d'épaisseur, recouverte de tubercules. Adhérences des intestins entre eux et avec les parties voisines par des brides de coloration ardoisée, farcies de tubercules. Pas d'ulcération intestinale.

XLV. *Péritonite tuberculeuse* (Hoffmann, loc. cit..). — R... (Marie), 16 ans, entre à l'hôpital le 4 mars 1864.

Aucun antécédent héréditaire.

Début. — Gonflement progressif du ventre. Diarrhées fréquentes. Accès fébriles, affaiblissement général.

Période d'état. — Le ventre offre l'aspect d'une grossesse de 7 mois; il est dur, tendu, élastique, non bosselé, douloureux à la pression, mat dans la région sous-ombilicale, sonore au-dessus. Vomissements rares.

Marche. — Amaigrissement et affaiblissement rapides. Fièvre. Œdème des membres inférieurs. Lèvres et langue fuligineuses. Mort.

AUTOPSIE. — *Thorax*. Granulations dans les plèvres et au sommet gauche. Adhérences pleurales.

Abdomen. — Deux litres de sérosité citrine. Quelques adhérences du grand épiploon et des intestins. Sur les intestins; le mesentère, le péritoine pariétal, on remarque des tubercules serrés les uns contre les autres. Les ganglions sont pris. Les anses intestinales sont soudées entre elles. Granulations du volume d'une lentille dans les deux tiers inférieurs de l'intestin grêle et dans le tissu sous-péritonéal, qui font à peine saillie sous la muqueuse.

XLVI. *Péritonite tuberculeuse* (Hemey. Thèse de Paris, 1866). — X..., 33 ans, blanchisseuse, entre à l'hôpital, le 1er août 1866.

Antécédents. — Depuis dix ans, elle éprouve de temps en temps des malaises, des vomissement, de la céphalalgie, des bourdonnements d'oreille, quelques douleurs au-dessous des côtes.

Début. — Depuis deux mois, toux, expectoration le matin, vomissements verts, céphalalgie, fièvre.

Période d'état. — 15 août. Ventre douloureux, augmenté de volume; œdème des jambes; toux incessante; vomissements; céphalalgie. Fièvre, anorexie, insomnie.

Marche. — 1er septembre. Ascite abondante; foie assez gros; submatité et râles aux bases; signes de tuberculose aux sommets; alternatives d'amélioration et d'aggravation.

Le 25. On tire du ventre 8 litres de sérosité.

1er octobre. Le liquide se reproduit rapidement; nouvelle ponction suivie de toux convulsive comme dans la thoracentèse. Ventre ballonné, sonore partout; douleurs épigastriques; faiblesse extrême; strabisme; collapsus. Mort le 18 octobre.

Autopsie. — *Abdomen* 4 litres de liquide dans l'abdomen. Péritoine rougeâtre. L'épiploon épaissi adhère aux intestins et au bassin et forme une bride allant de l'ombilic au petit bassin. Le péritoine est rugueux, épaissi, parsemé de granulations. Dépôt pseudo-membraneux, infiltré de granulations sur le foie et la rate. Foie gras, rate volumineuse, reins petits. Organes génitaux intacts. Les intestins sont raccourcis, mais ne sont pas ulcérés.

Thorax. — Pleurésie sèche, cicatrices aux sommets et infiltratio tuberculeuse. Cœur sain.

Les méninges sont rouges, adhérentes; pas de granulations.

XLVII. *Péritonite tuberculeuse* (Payne. Trans. of the patholog. Societ., t. XXI). — Benjamin C..., 38 ans, entre à Sainte-Marie, le 22 mars 1869.

A son arrivée, le malade est dans le coma et il meurt le lendemain.

Autopsie. — Périhépatite. Bande péritonéale allant jusqu'au pubis. Adhérences entre les circonvolutions. Granulations miliaires et noyaux caséeux sur le péritoine.

Dépôts caséeux dans les poumons. Adhérences pleurales.

XLVIII. *Péritonite tuberculeuse.— Perforation intestinale. — Fistule ombilicale consécutive à une ponction* (Bertheraud, Mém. de la Société médicale de Strasbourg, 1852). — A..., soldat, entre à l'hôpital de Strasbourg le 12 mai 1852.

Début. — En septembre 1851, diarrhée rebelle. En février 1852, douleur épigastrique aiguë, cystite, dysurie.

Période d'état. — Fièvre hectique. Ventre sensible. Météorisme. (Frictions stibiées). Le météorisme diminue alors. Au niveau de la cicatrice ombilicale, saillie conique, douloureuse, violacée, dépressible, crépitante, à demi-réductible, remplie de gaz et de liquide.

Marche. — La sensibilité continue à s'exalter ; la tension s'accroît. La ponction de la vésicule laisse échapper un liquide, ichoreux et des gaz infects.

Mort.

Autopsie. — Les deux feuillets du grand épiploon sont adhérents entre eux et épaissis. La poche communiquant en haut et en arrière avec le côlon transverse par deux orifices est le résultat d'une fonte tuberculeuse. Tubercules dans tout le tube digestif. A la fin de l'iléon, troisième pertuis. Fissure au niveau de l'ombilic où l'on peut introduire un stylet.

Dans les poumons tubercules disséminés, quelques-uns en voie de ramollissement.

XLIX. *Péritonite tuberculeuse* (Hoffman, loc. cit).— X.,,., 40 ans, entre le 22 décembre 1862.

Sujet alcoolique, syphilitique : affection antérieure de poitrine,

Début, — Ventre devenu extrêmement douloureux, d'un volume énorme. Nausées et quelques vomissements.

Période d'état. — Douleur à l'épigastre augmentée par la toux et la pression. Ventre de forme irrégulière, très-sensible, surtout au niveau de la fosse iliaque gauche. Foie volumineux. Caverne dans le poumon droit.

Marche. — Le ventre devient très-dur ; il est peu douloureux. Diarrhée rebelle.

Mort par troubles respiratoires le 31 décembre.

Autopsie. — *Thorax.* Granulations pleurales et pulmonaires.

Abdomen. — Un verre de liquide brunâtre dans le petit bassin. Fausses membranes farcies de tubercules miliaires et soudant les intestins et le grand épiploon au péritoine pariétal. Pas d'ulcérations intestinales.

L. *Péritonite tuberculeuse* (Hoffmann, loc. cit.). S... (Pauline), 26 ans, entre le 25 juillet 1834.

Santé délicate, s'est beaucoup fatiguée.

Début. — Faiblesse croissante et douleurs abdominales après les repas. Vomissements pendant cinq mois. Ventre gros et rénitent, saillie de l'ombilic.

Période d'état. — Les circonvolutions se dessinent nettement. Sensation de frottement. Diarrhée. Vomissements. Craquements humides dans la fosse sus-épineuse droite.

Marche. — Selles involontaires. Mort le 18 août après un délire de plusieurs heures.

Autopsie. — *Thorax.* Granulations pleurales et pulmonaires.

Abdomen. — On retire un verre de sérosité trouble du péritoine Adhérences des intestins et de l'épiploon. Celui-ci, ainsi que le mésentère, est infiltré de matières tuberculeuses. Sur la valvule. de Bauhin, on remarque une douzaine d'ulcérations dont quelques-unes paraissent avoir détruit la couche sous-muqueuse. Petites ulcérations dans le gros intestin.

LI. *Péritonite tuberculeuse* (Gueneau de Mussy. — Clinique, 1867). A..., 37 ans, broyeur de couleurs.

Antécédents. — Excès alcooliques pendant quinze jours ; selles sanguinolentes, diarrhée, coliques. Il y a six mois pleurésie sèche qui a très-bien guéri.

Début. — Anorexie, diarrhée, douleurs dans le ventre et au fondement. Evacuations bilieuses renfermant des matières blanches opaques. Frisson intense chaque soir. Sueurs. Toux.

Période d'état — Depuis longtemps sensation de boule qui gêne la respiration. Appétit nul. Emaciation ; faiblesse extrême. Ventre très-volumineux non douloureux. Matité occupant tout le côté droit et s'arrêtant à gauche à 12 millimètres de l'ombilic. Dilatation des veines abdominales. Ecartement des dernières côtes. Pouls petit et rapide.

Marche. — Diarrhée, hémorrhoïdes, selles sanguinolentes douloureuses. Toux. Expectoration fréquente. Urines troubles. Le ventre diminue, reste indolent. Marasme.

Mort le 20 mars 1838.

AUTOPSIE. — *Abdomen*. Sérosité limpide, avec flocons fibrineux. Péritoine d'un rouge vif. Anses intestinales réunies en paquet au devant de la colonne vertébrale. Le grand épiploon est transformé en une lame solide et infiltrée de granulations. Le foie est enveloppé de fausses membranes.

Thorax. — Adhérences à gauche. Epanchement enkysté en avant. Sommets infiltrés de tubercules, surtout le droit.

LII. *Péritonite tuberculeuse* (Gueneau de Mussy. — B..., 22 ans, entre le 14 avril 1840 dans le service de M. Chomel.

Début. — Il y a deux mois, faiblesse et troubles gastriques.

Depuis un mois, toux, douleur au-dessous du sein droit.

Sueurs nocturnes depuis quinze jours. Diarrhée.

Période d'état. — Anorexie ; diarrhée ; émaciation, léger œdème des membres inférieurs. Ventre très-gros avec ascite. La peau du ventre est sèche, fendillée, squameuse. Saillie ombilicale. Œdème des parois thoraciques. Dilatation veineuse. Signes de ramollissement aux sommets.

Mort deux jours après l'entrée.

Autopsie. — Les poumons renferment des tubercules ; on en trouve également sur la plèvre.

Dans l'abdomen, on trouve une masse tuberculeuse qui comprime la veine cave inférieure vers le bord postérieur du foie. Tubercules sur le péritoine avec sérosité citrine.

LIII. *Péritonite tuberculeuse.* (Démon, Th. de Doctorat, Paris, 1867).— D..., musicien-soldat, 22 ans, entre le 11 décembre 1864.

Antécédents. — Constitution moyenne, lymphatique. Un de ses frères est mort de la poitrine ; sa mère est atteinte de bronchite chronique.

Début. — Bronchite et pleurésie gauche, probablement symptomatique. Amélioration sensible.

Période d'état. — Le 3 janvier 1868. Traces de pleurésie; douleurs abdominales. Ventre tendu ; zones de matité et de sonorité irrégulièrement distribuées.

Marche. — Aggravation rapide.

Mort le 18 mars 1868.

Autopsie. — Lésions de la péritonite tuberculeuse.

LIV. *Péritonite tuberculeuse* (Gueneau de Mussy. Loc. cit., 1867). — M..., 27 ans, tonnelier, homme d'une forte constitution, mais qui a fait des excès alcooliques. Variole dans l'enfance.

Début. — Il y a cinq ans, douleurs abdominales vives, le malade se crut empoisonné. Le ventre devint dur, tendu. Constipation opiniâtre pendant 4 semaines ; depuis lors, répugnance pour la viande. Diarrhée.

Période d'état. — Toux, crachats sanguinolents, dyspnée, sueurs nocturnes. Caverne au tiers moyen au poumon gauche. Douleurs dans la fosse iliaque s'irradiant dans l'abdomen. Nausées, peu de diarrhée.

Marche. — Injection des pommettes. Anorexie. Sensibilité abdominale profonde et superficielle. Le ventre est renitent ; matité et fluctuation dans le flanc droit. Hoquet. Pouls petit.

Mort dans le collapsus le 21 mars.

Autopsie. — *Abdomen*, pus floconneux, ulcération sur la convexité des intestins; matière tuberculeuse infiltrée dans les parois. Muqueuse ulcérée en divers points. Ganglions tuméfiés tuberculeux. L'un d'eux, dans la fosse iliaque, est creusé d'une caverne ouverte dans le péritoine.

Thorax — Granulations, cavernes, dilatations bronchiques.

Remarque. — Ganglions tuberculeux vidés dans le péritoine, point de départ de péritonite.

LV. *Péritonite tuberbuleuse.* (Gueneau de Mussy.) — B..., 20 ans, manouvrier.

Ses parents sont sains et bien portants, lui est grêle et délicat.

Début. — Douleurs scapulaires suivies de très-près d'une douleur ombilicale par accès. Diarrhée par intervalles. En février, gonflement des malléolles qui a disparu par sudation provoquée.

Période d'état. — Ventre gros, volumineux, météorisme ; gargouillement superficiel et sensibilité au niveau de l'ombilic qui fait saillie. Fluctuation évidente ; anses intestinales agglutinées, immobiles.

Œdème périmalléolaire : anorexie ; apyrexie.

Marche. — Persistance de ces symptômes, amaigrissement. Peu de toux, diminution du volume du ventre.

Mort le 39 avril.

Abdomen. — Néomembranes très-nombreuses, organisées dans le péritoine. Le péritoine est couvert de substance tuberculeuse. Les intestins sont agglutinés et recouverts à leur surface de tubercules.

Thorax. — Quelques tubercules pulmonaires. Fausses membranes formant une petite cavité dans la plèvre.

Remarque. — Péritonite tuberculeuse, presque rien dans les poumons. Exemple de concentration du travail morbide dans l'abdomen.

LVI. *Péritonite tuberculeuse.* (Gueneau de Mussy, loc. cit.) — L..., 21 ans, ferrailleur, entre le 11 juin à l'Hôtel-Dieu.

Son père est mort phthisique ; lui a eu des accidents strumeux dans l'enfance. Quelques excès de boisson.

Douleur et gonflement des pieds, il y a huit mois.

Début. — Il y a quatre mois, toux et sueurs nocturnes ; deux mois après, diarrhée séreuse ; dix jours plus tard, douleur vive, subite dans l'abdomen, nausées, diarrhée persistante ; la toux au contraire revient par intervalles.

Période d'état. — Emaciation squelettique. Teint jaune verdâtre ; faiblesse extrême, rougeur des pommettes, un peu de surdité ; langue sèche. Ventre très-tendu, sensible à la pression, gargouillements et frémissements superficiels. Soulagement après les selles. Anses intestinales agglutinées, immobiles ; Matité étendue. Mictions fréquentes, insomnie.

Marche. — Assez rapide, la mort arrive quelques jours après l'entrée.

Autopsie. — *Thorax.* Aux deux sommets, tubercules en voie de ramollissement.

Abdomen. — Grand épiploon épaissi, parsemé de tubercules, adhérent à la paroi et aux intestins. Teinte opaline grisâtre avec taches rouges du péritoine. Le feuillet pariétal est soulevé par des granulations, dont quelques-unes sont ramollies. La cavité est cloisonnée, infiltrée de liquide chocolat avec du sang pur. Les intestins sont réunis par des fausses membranes hérissées de tubercules et remplies d'ulcérations. Soulèvement de la muqueuse par des masses tuberculeuses qui

Tapret.   12

ont détruit le péritoine. Teinte noire des papilles. Ganglions hypertrophiés tuberculeux.

Remarques. — Alternance des troubles thoraciques et abdominaux, hémorrhagie intra-péritonéale. Perforations intestinales fermées par de fausses membranes. L'ulcération semble avoir marché de la séreuse vers la muqueuse.

LVII. *Péritonite tuberculeuse.* (Robert. *Mémoires de médecine et de chirurgie militaire*, t. XXIII, p. 419, 1869). — L..., voltigeur, 24 ans, entre à l'hôpital Saint-Martin le 28 février 1869.

L'année précédente, pleurésie droite.

Début. — Douleurs vagues avec toux en janvier, puis ballonnement du ventre.

Période d'état. — Dyspnée, respiration faible, râles dans les deux poumons ; météorisme, ascite.

Marche. — Il survient des signes d'induration pulmonaire. Douleurs abdominales continues, digestions pénibles, constipation.

15 avril. Amélioration. Tumeurs en plusieurs points de l'abdomen. La saillie ombilicale est rosée. Quelques jours plus tard, diarrhée, facies grippé, faiblesse extrême.

11 mai. Pouls filiforme, prostration, insensibilité, refroidissement.
12 mai. Mort.

Autopsie. — *Thorax.* Adhérences au sommet droit. Hydropéricarde. Tubercules au sommet gauche.

Abdomen. — L'aponévrose superficielle et le muscle g^d droit sont détruits. Aux deux extrémités de ce muscle, existe un abcès dont la paroi interne est tapissée par des débris de fibres musculaires reposant sur un tissu formé de masses tuberculeuses et de fausses membranes. L'intestin enveloppé de fausses membranes tuberculeuses adhère à l'épiploon dégénéré. Le foie est uni au diaphragme par des fausses membranes qui forment tumeur et contiennent des noyaux tuberculeux ramollis. Un pus grisâtre s'écoule du côlon que l'on a divisé.

Pas d'inflammation de la cicatrice ombilicale.

LVIII. *Péritonite tuberculeuse.* — (Lorey. Indicat. incomplète). X..., 35 ans. marinier, entre à l'hôpital le 11 novembre 1869.

Antécédents. — Fièvre intermittente en Afrique. Saturnisme. Il y a six mois, pleurésie, thoracentèse.

Début. — Il y a six semaines, douleurs abdominales, inappétence, amaigrissement.

Période d'état. — Facies grippé ; ventre volumineux ; météorisme périombilical ; bruit hydroaérique à la partie inférieure. Foie un peu hypertrophié. Signes de tuberculose au sommet gauche. Pouls fréquent, régulier. Léger frottement cardiaque au-dessous du mamelon.

Marche. — Phénomènes subaigus à exacerbation vespérale. En quinze jours, hecticité; cyanose.

Mort le 26 novembre après deux mois de maladie.

Autopsie. — *Abdomen :* un à deux litres de sérosité transparente; cloisonnement de le cavité péritonéale par des fausses membranes blanchâtres. Le grand épiploon est épaissi, ratatiné, adhérent à la paroi abdominale antérieure, et rempli de granulations tuberculeuses. La muqueuse de l'estomac est ardoisée. La rate est un peu hypertrophiée et remplie de granulations. Le foie adhère au diaphragme et contient des granulations miliaires. Le rein gauche est un peu atrophié et tuberculeux. Le testicule est atrophié non tuberculeux.

Thorax. — Le poumon gauche est intimement adhérent à la paroi et contient quelques granulations.

Remarque. — Péritonite chronique à marche rapide; la pleurésie a commencé la scène.

LIX. *Péritonite tuberculeuse.* — (Payne X.. , homme de 52 ans, entre le 25 décembre 1869.

Début. — Il y a cinq mois : malaise, diarrhée, puis ictère à la suite d'exposition au froid, fèces décolorées, ventre volumineux; foie normal.

Période d'état. — Ventre volumineux; œdème des jambes et du scrotum, urines bilieuses sans albumine, sommeil agité; prurit. Pouls varie de 90 à 100.

Râles muqueux dans les deux poumons.

Mort au bout de onze jours dans le coma.

Autopsie. — *Abdomen.* Deux litres de sérosité teinte par la bile; le péritoine est couvert de granulations. Obstruction des canaux biliaires du foie, par épaississement fibreux de leurs parois. Constriction de la veine porte par un tissu de même nature. Les reins sont unis par leur bord et forment comme un seul rein en fer à cheval.

Thorax. — Tubercules crétacés aux deux sommets; masse dure, grosse comme une chataigne à la base du poumon droit, située immédiatement sous la plèvre.

LX. *Péritonite tuberculeuse,* — Belliote. Th. de doctorat. Paris 1873. Observat. VI). Armand S..., 44 ans, perceur, entre à l'hôpital le 13 août 1872.

A depuis longtemps une bronchite suspecte.

Début. — Douleur abdominale exagérée par la pression au niveau de la région ombilicale. Constipation habituelle.

Période d'état. Les douleurs sont spontanées sous formes de coliques. Ascite.

Marche. — L'ascite augmente rapidement. Affaiblissement graduel des forces.

Pendant son déjeûner, syncope suivie de mort.

AUTOPSIE.—*Abdomen*. Dix litres de sérosité Abdominale. Le péritoine est criblé de granulations.

Le foie est aussi rempli de granulations du volume d'une tête d'épingle.

Thorax. — Granulation dans les deux poumons.

LXI. *Péritonite tuberculeuse*. — (Belliote. Auguste X..., 19 ans, novice aux équipages de la flotte, entré en décembre 1864.

A eu la dysenterie et pendant la convalescence, il a eu des coliques, de la céphalalgie ; affaiblissement général.

Le 30 septembre. Péritonite subaiguë.

Période d'état.—Faciès grippé; langue sèche; sensibilité très-vive avec tuméfaction de l'abdomen, pression surtout douloureuse dans la fosse iliaque droite; vomissements abondants; hoquet; muguet; pleuropneumonie de la base du poumon gauche.

Marche. — Amendement après une débàcle. Bientôt signes évidents de tuberculisation ; ouverture spontanée de l'ombilic par où s'écoule beaucoup de pus. Aggravation des symptômes ; suppuration ombilicale abondante et fétide ; fièvre hectique.

Trois mois après, le malade succombe (1er janvier).

AUTOPSIE. — *Abdomen*. Deux ou trois litres de pus dans la partie décline de la cavité péritonéale. Péritoine viscéral très-adhérent aux viscères, et recouvert de fausses membranes épaisses. L'épiploon présente les mêmes caractères.

Péritoine, épiploon, intestins, farcis de granulations et de nodosités tuberculeuses.

Au milieu des anses intestinales de la région ombilicale, tubercule suppuré, gros comme un œuf de pigeon.

Thorax. — Tubercules au sommet des deux poumons ; caverne à droite.

Remarque. — On avait diagnostiqué une occlusion intestinale avec péritonite ; un peu plus tard on reconnut la tuberculisation pulmonaire.

LXII. *Péritonite tuberculeuse* (Petrasu. Thèse doctorat. Paris, 1871). Bernard D..., 58 ans, journalier.

Bonne santé habituelle.

Début. — Malade depuis 15 jours, frisson violent, point de côté sous le mamelon droit, fièvre ; toux sèche, fatigante ; dyspnée.

Période d'état. — Pâleur ; amaigrissement, langue blanche, peu d'appétit, selles régulières ; peau chaude, sèche ; pouls fréquent ; plein ; respiration difficile, saccadée. En arrière et à droite, matité jusqu'en haut ; en avant, matité jusqu'à deux travers de doigt au-dessous de la clavicule. A gauche, sonorité paraît exagérée. Souffle tubaire en arrière et à droite ; absence du murmure vésiculaire dans le reste de la poitrine ; égophonie. Foie abaissé. Selles et urines rares.

Thoracenthèse : deux litres de liquide sanguinolent.

Marche. — L'épanchement se reproduit ; dyspnée intense ; amaigrissement extrême ; ventre gros, élastique, tympanisé,| diarrhée abondante ; anorexie. Mort.

Autopsie . — *Thorax.* La cavité pleurale remplie de sérosité sanguinolente est traversée par des brides molles, vascularisées.

Le poumon droit comprimé contre la colonne vertébrale est couvert de néomembranes parsemées de granulations. Quelques nodules tuberculeux dans le poumon gauche.

Néo-membranes et granulations sur le péricarde.

Abdomen. — Adhérence intime de la paroi aux intestins. Les deux surfaces du péritoine sont agglutinées par des néomembranes rouge sombre et parsemées de tubercules. Entre les deux feuillets, au-dessous de l'ombilic, se trouve un liquide semblable à celui de la plèvre.

Les intestins réunis par des adhérences forment des masses couvertes de granulations tuberculeuses. La muqueuse intestinale est hyperémiée. On trouve des ulcérations dans le gros intestin.

Les reins sont graisseux.

La rate est petite et couvertes de nodules blanc grisâtre.

Remarque. — Tubercules des poumons, des plèvres, du péricarde, du péritoine. Pleurésie droite sanguinolente. Péritonite tuberculeuse hémorrhagique à forme insidieuse.

LXIII. *Péritonite tuberculeuse* (Pétrasu, loc. cit.). Célina L…, 28 ans, entre à la Pitié, salle Saint-Charles. Service de M. Peter, le 8 avril 1869.

Bonne santé habituelle.

Début. — Courbature, mal de tête, fièvre, inappétence, soif.

Période d'état. — Langue normale ; ventre souple, peu sensible, pas de gargouillement, un peu de constipation. Quelques jours après, toux ; expectoration, muqueuse, puis purulente ; râles crépitants, fins, disséminés ; respiration rude, soufflante au sommet surtout, à droite et en avant.

Marche. — Amaigrissement rapide, ventre ballonné, peu douloureux, diarrhée légère, langue sèche ; fièvre peu vive ; respiration pénible, accélérée.

27 avril. Râles caverneux au sommet gauche ; expectoration visqueuse et opaque ; selles diarrhéiques très-fréquentes.

2 mai. Mort.

Autopsie. — *Thorax.* — La plèvre viscérale est recouverte par places de néo-membranes vascularisées, peu adhérentes.

Les poumons sont farcis de granulations tuberculeuses ; dans le lobe supérieur droit, il y a plusieurs cavernules à surface interne lisse, unie et remplie de muco-pus. Dans le poumon gauche, à son lobe supérieur et moyen, existe une caverne de la grosseur d'un œuf de pigeon, remplie d'un liquide couleur chocolat et très-fétide.

Abdomen. — Sérosité citrine dans le petit bassin.

Le péritoine est parsemé de nodosités. Epiploons rétractés et comme mamelonnés. Le grand épiploon est farci de tubercules.

Le mésentère contient des granulations et les ganglions lymphatiques sont augmentés de volume.

LXIV. *Péritonite tuberculeuse* (Moisson, Archiv. méd., nov. 1876, page 209). R... Eugène, 23 ans, soldat d'infanterie de marine.

Période d'état. — Douleur au niveau du sixième espace intercostal gauche. Toux et expectoration fréquentes. Submatité et frottements à la base gauche. Râles dans les poumons.

Marche. — Douleur à l'épigastre. Constipation. Coliques. Abdomen développé, dur, donnant la sensation d'une masse compacte. Coliques vives ; vomissements bilieux abondants ; selles fréquentes et liquides. Amaigrissement.

Membres fléchis et serrés contre le ventre. Tronc plié sur le bassin. Mort le 22 mai.

AUTOPSIE. — *Thorax.* — Adhérences à la partie inférieure de la plèvre gauche ; quelques granulations dans les poumons.

Abdomen. — Intestins et feuillet pariétal noirâtres ; sur le péritoine nombreuses masses caséeuses donnant l'aspect d'une éruption variolique ; intestins agglomérés en masse ; mésentère épaissi ; ganglions remplis de masses caséeuses plus ou moins ramollies.

Le foie est un peu graisseux.

LXV. *Péritonite tuberculeuse* (Louboutin. Thèse doctorat. Paris, 1872). — Eugène P..., 29 ans, couvreur, 12 mai 1871.

Antécédents. — Excès alcooliques, crampes, fourmillements, tremblement des mains.

Début. — Gonflement du ventre. Dyspnée.

Période d'état. — L'abdomen est tuméfié, pysiforme ; matité jusqu'à deux travers de doigt au-dessus du pubis ; son hydroaérique dans le reste du ventre ; diarrhée légère.

Marche. — 15 mai. La rate a 15 centim. de longueur. Constipation (eau de Sedlitz). Abdomen distendu par des gaz. Région splénique douloureuse à la pression.

1ᵉʳ juin. Mort.

AUTOPSIE. — *Abdomen.* — Liquide sanguinolent dans le péritoine. Le feuillet pariétal est tapissé de fausses membranes et de granulations grisâtres; il en est de même du grand épiploon.

Le foie est adhérent aux parties voisines; le tronc des vaisseaux hépatiques est couvert de fausses membranes.

La rate est grosse et molle.

L'estomac est recouvert de fausses membranes; l'intestin est pigmenté.

Les ganglions iliaques sont infiltrés de granulations miliaires.

Thorax. — Granulations miliaires au sommet des poumons.

Granulations jaunâtre sur le péricarde.

LXVI. *Péritonite tuberculeuse.* (Louboutin, loc. cit.) — Auguste P..., 58 ans, tourneur en bois.

Bronchite depuis quelque temps.

Période d'état. — Amaigrissement; décoloration des muqueuses; ventre sensible, ballonné et tendu; diarrhée légère; matité, souffle, égophonie à la base droite.

Marche. — 25 mai. Faciès altéré. Oppression. 28 mai. Crachats apoplectiques (vésicatoire entre les deux épaules). 3 juin. Symptômes abdominaux plus prononcés. Douleurs vives. Diarrhée abondante. Mort.

Autopsie. — *Abdomen.* Pas de liquide ascitique. Le péritoine, la rate et le foie sont couverts de fausses membranes. La muqueuse de l'estomac est ardoisée et injectée dans sa portion pylorique.

Thorax. — Les plèvres contiennent 1 litre de liquide sanguinolent. Fausses membranes épaisses parsemées de granulations. Quelques points d'hépatisation sur le poumon droit. Injection et granulations sur la muqueuse bronchique.

LXVII. *Péritonite tuberculeuse.* (Louboutin, loc. cit.) — Marguerite F..., 34 ans, couturière, entre à Sainte-Thérèse, le 27 mars 1871.

Antécédents. — Scrofule. Trois enfants : couches naturelles.

Période d'état. — Pâleur; amaigrissement. Toux; râles muqueux et souffle caverneux dans la fosse sous-épineuse et sous claviculaire; matité absolue en ces points. Diarrhée abondante; inappétence; soif vive. Ascite.

Marche. — Œdème des jambes et du bras gauche; oppression, toux incessante; augmentation de l'ascite; diarrhée; affaiblissement considérable.

Autopsie. — *Abdomen.* Plusieurs litres de liquide et fausses membranes nombreuses.

Granulations grises à la surface du foie, du cœur, de l'intestin grêle, et sur le fond de l'utérus.

Au milieu de l'S iliaque, nombreuses ulcérations. Ganglions iliaques tuméfiés et violacés.

Poumons. — Adhérence intime à la paroi; granulations et excavation au sommet droit.

LXVIII. *Péritonite tuberculeuse.* (Petrasu, loc. cit.) — Ernest V..., 28 ans, brosseur, entre à l'hôpital de la Pitié le 11 février 1871.

Bonne santé habituelle, homme robuste et bien musclé.

Début. — Toux sèche, puis humide. Pas de fièvre. Un peu d'anorexie et de constipation.

Période d'état. — Peau fraîche; langue rouge sur la pointe et les bords; appétit médiocre; selles peu régulières; ventre un peu ballonné. Submatité à droite, en avant et au-dessous de la clavicule; râles très-fins disséminés en avant et au sommet droit; expectoration muco-purulente.

Marche. — Etat général mauvais. Des cavernules se forment au sommet droit. Pas de changement du côté de l'abdomen; selles diarrhéiques abondantes.

AUTOPSIE. — *Thorax.* — Noyaux tuberculeux dans les plèvres. Cavernes au sommet droit, infiltration tuberculeuse au voisinage.

Abdomen. — Epiploon épaissi induré, farci de tubercules; dépôt fibrineux sur la face externe de l'intestin et sur l'enveloppe du foie.

Erosions tuberculeuses de la muqueuse intestinale; noyaux tuberculeux dans les reins.

LXIX. *Péritonite tuberculeuse* (Billiote, loc. cit.). — Jean M..., 22 ans, soldat de marine entre à l'hôpital le 16 janvier 1865.

Fièvre intermittente à différentes reprises. Cachexie palustre.

Début. — Bronchite aiguë avec fièvre. Amaigrissement; face bouffie; ventre un peu tuméfié, douloureux à la région ombilicale; constipation.

Période d'état. — Ventre très-douloureux; frottements péritonéaux et signes de tuberculisation pulmonaire.

Marche. Alternatives de constipation et de diarrhée. Consomption.

28 mai. Mort.

AUTOPSIE. — *Abdomen.* — Adhérence de la paroi au paquet intestinal, agglutination des intestins, fausses membranes épaisses et parsemées de granulations liant les intestins entre eux; petites masses flottantes de nature tuberculeuse. Ganglions mésentériques hypertrophiés, en voie de suppuration. Cavité péritonéale remplie de pus.

Thorax. — Tubercules et cavernes dans les deux poumons.

LXX. *Péritonite tuberculeuse* (Billiote, loc. cit. — Fortuné P..., journalier, 52 ans, 3 mars 1866.

Antécédents. — Tuberculisation pulmonaire.

Début. — Diarrhée, ascite.

Période d'état. — Ascite considérable. Examen négatif des organes abdominaux.

Marche. — Diarrhée incoërcible. Mort.

AUTOPSIE.—*Abdomen.*— 15 litres de sérosité citrine. Nombreuses granulations sur le péritoine qui tapisse l'hypochondre droit et les fosses iliaques, l'épiploon est granuleux. Ganglions mésentériques engorgés. Ulcérations de l'intestin grêle.

Thorax. — Nombreuses cavernules aux deux sommets.

LXXI. *Péritonite tuberculeuse.* (Billiote, loc. cit. — B..., chaudronnier, 56 ans, entre à l'hôpital le 24 août 1869.

Début. — Douleurs vives abdominales datant d'un an. Crampes douloureuses dans les membres inférieurs. Ascite.

Période d'état. — Ventre gros. Ascite. Douleurs très-vives. Fièvre. Constipation habituelle.

Marche. — Cessation des douleurs jusqu'en novembre; puis, fièvre ardente, dyspnée, toux incessante, hoquet.

Mort le 4 décembre.

AUTOPSIE. — Deux à trois litres de liquide citrin dans l'abdomen.

Les intestins sont soudés ensemble et avec l'estomac par de nombreuses adhérences ne formant qu'une masse globuleuse d'apparence violacée et dont la surface est recouverte de granulations du volume d'un grain de mil. Ulcération du côlon transverse. Foie dur, hypertophié.

Thorax. Adhérences des plèvres qui sont parsemées de granulations. Pleurésie diaphragmatique aiguë à droite.

LXXII. *Péritonite tuberculeuse.* (Billiote, loc. cit. — A..., soldat de marine, 23 décembre 1871.

Début. — Signes d'ascite. Vague sensation de pesanteur dans l'abdomen. Figure bouffie, un peu cyanosée. Fièvre.

Période d'état — Affaissement; ventre douloureux, volumineux; fièvre; vomissements; phénomènes pulmonaires peu accusés.

Marche. — Alternatives de rémission et d'exacerbation dans les derniers jours. Le ventre donne la sensation d'une masse globuleuse et presque solide qui remplirait tout l'abdomen.

Diminution des vomissements quelque temps avant la mort.

AUTOPSIE. — Un litre de liquide purulent dans les parties déclives de a cavité péritonéale; fausses membranes épaisses et résistantes unissant entre eux les viscères abdominaux; adhérence intime de l'estomac à la masse intestinale; granulations tuberculeuses disséminées partout.

Thorax. — Les plèvres sont couvertes de granulations tuberculeuses.

Remarque. — On avait diagnostiqué une ascite.

LXXIII. *Péritonite tuberculeuse.* — (Smith, medic. Tim. and Gaz. 1874, t. I.) — Maria H..., 3 ans et demi, entre le 15 décembre à East London hopit.

Rougeole en 1873. Tousse toujours depuis.

Début. — Diarrhée et fièvre.

Periode d'état. — Amaigrissement. Langue sèche ; sensation de plénitude au palper de l'abdomen. Foie gros. Respiration rude ; râles disséminés.

Marche. — Au bout de dix jours, matité sous-claviculaire ; constipation opiniâtre ; marasme. Au bout d'un mois tympanisme ; dyspnée intense. Mort.

Autopsie. — *Abdomen.* Epaisse couche de matière caséeuse entre les intestins, établissant des adhérences entre eux, le foie et l'estomac.

Tubercules en divers points.

Thorax. — Tuberculose des deux poumons.

LXXIV. *Péritonite tuberculeuse* (Petrasu, loc. cit.—Marie P..., 26 ans, couturière, entre le 19 août 1871, à l'hôpital de Lariboisière, service de M. Desnos.

Bonne santé antérieure.

Début. — Toux depuis un an à la suite d'une couche. Fièvre le soir. Alternatives de diarrhée et de constipation. Sueurs nocturnes. Amaigrissement depuis un an.

Période d'état.—Grande maigreu;r dyspnée; battements du cœur fréquents ; souffle systolique à la base propagé dans les vaisseaux du cou. Signes très-nets de tuberculose dans les deux poumons.

Marche. — Aggravation de l'état général ; diarrhée ; ventre gros, douloureux à la pression dans les deux fosses iliaques et dans l'hypochondre droit, fluctuent, tympanisé au-dessus de l'ombilic ; rénitence, empâtement dans la fosse iliaque droite. Augmentation progressive de l'ascite et des signes pulmonaires.

Mort le 3 septembre 1871.

Autopsie. — *Thorax.* Cavernes aux deux sommets ; tubercules ramollis dans les poumons. Un peu de liquide pleural et péricardiaque. Cœur mou et jaune.

Abdomen. — 1500 grammes de liquide purulent dans le petit bassin. Sur la face viscérale du péritoine, granulations, surtout au niveau du cæcum. Le mésentère est injecté et rempli de granulations. Adhérences de l'iléon au cæcum et au côlon. Au niveau de ces adhérences existent des ulcérations entourées de granulation. Epaississement des tuniques celluleuses et musculeuses de l'intestin.

LXXV. *Péritonite tuberculeuse.* (Petrasu, loc. cit. — Julien B..., garçon de café, entre à l'hôpital de la Pitié.

Il y a deux ans, pleurésie droite.

Début. — Dyspnée violente survenue sans frisson, sans point de côté, sans toux.

Période d'état — Amaigrissement. Vaste épanchement à droite ; ponction ; soulagement.

Marche. — Le liquide se reproduit ; deuxième ponction. Le ventre devient volumineux, douloureux. Vomissements bilieux. Constipation. Disparition des douleurs du ventre. Marasme. Mort.

Autopsie. — *Thorax.* Poumon droit refoulé, atélectasique. Epanchement pleural citrin. Plèvres épaissies, farcies de tubercules.

Abdomen. — Viscères agglutinés et refoulés par le liquide qui est dans le petit bassin. Partout, néomembranes organisées et farcies de tubercules. Foie et reins gras. Muqueuse intestinale hyperémiée.

LXXVI. *Péritonite tuberculeuse.* (Petrasu, loc. cit. — Jean F..., chiffonnier, 55 ans, entre à l'hôpital le 25 mai 1871. Alcoolique.

Début. — Il souffre depuis deux mois, perd ses forces. Douleurs abdominales vives ; gonflement du ventre.

État actuel. — Ventre saillant, élargi. Matité dans toute la région sous-ombilicale se déplaçant par les mouvements. Fluctuation. Foie mesure 18 centimètres. Vomissements pituiteux. Pouls petit, peu fréquent. Urines colorées.

Marche. — En juin, dyspnée, épanchement pleural ; submatité et rénitence dans tout l'abdomen ; fièvre. Pleurésie droite diminue. Épanchement à gauche. Grande oppression. Subdelirium. Mort.

Autopsie. — *Thorax.* Granulations surtout aux sommets.

Abdomen. Les intestins sont agglutinés. On trouve des fausses membranes sur les deux faces du péritoine.

Foie gras, sans cirrhose. Reins gros, congestionnés.

Plèvres. Épanchement pleural double. Les deux faces de la plèvre sont tapissées de granulations miliaires.

Remarque. — Péritonite tuberculeuse prise pour une cirrhose.

LXXVII. *Péritonite tuberculeuse* à forme hémorrhagique. (Guéneau de Mussy. Cliniques medic., t. II, année 1875.) — X..., 72 ans, entre à la Salpêtrière en avril 1836.

Antécédents. — Menstruation à 16 ans, ménopause à 50. Cinq filles. Bonne santé antérieure. Depuis quatre ans, métrorrhagies abondantes.

Début. — Anasarque, palpitations, faiblesse extrème. Disparition de ces symptômes ; surviennent des troubles de la vue.

1er novembre. Métrorrhargies abondantes et douleurs abdominales paroxystique. Au bout de quinze jours, nouvelles pertes, et vives douleurs qui disparaissent de nouveau au bout de quelques jours.

Elle rentre à l'infirmerie quinze jours plus tard avec les mêmes douleurs, et en sort au bout de cinq semaines ayant eu deux métrorrhagies et deux crises de douleurs d'assez courte durée.

Période d'état. — Ventre distendu. Fluctuation, matité étendue se déplaçant. Veines étalées à la surface de la peau. Élancement dans la région épigastrique. Dysurie disparaissant par les diurétiques. Matité aux deux bases, surtout à droite avec diminution du bruit respiratoire.

Marche. — Dyspnée. Aggravation de signes pulmonaires. Fièvre. Haleine fétide. Urines rouges, sédimenteuse. Pétéchies sur les deux jambes.

Traitement. — Frictions de digitale et de scille sur le ventre.

Autopsie. — Épanchement pleural séreux à droite. Poumon comprimé adhérent.

Abdomen. Péritoine tapissé de fausses membranes et de granulations tuberculeuses. Quelques anses intestinales adhèrent à la paroi. La rate est enveloppée de fausses membranes. Le mésentère est couvert de petites granulations. L'intestin grêle est raccourci. Les valvules conniventes sont serrées les unes contre les autres. Près de la valvule de Bauhin, ulcération profonde analogue à celles de la fièvre typhoïde. Une autre ulcération au niveau du point où l'intestin adhère à la paroi abdominale. Les plaques de Peyer sont saillantes, piquetées, noires et ulcérées en divers points.

LXXVIII. *Péritonite tuberculeuse.* (Grangé. Symptomatologie de la tuberculose chez les enfants, 1876.) — Émile P..., entre à l'hôpital des Enfants-Malades le 8 juin 1874.

Antécédents. — Privations ; mauvaise hygiène en 1870-1871. Tumeur scrotale datant de trois ans.

Début. — Diarrhée qui disparaît quand surviennent des vomissements.

Période d'état. — Amaigrissement. Doigts hippocratiques. Ventre gros, empâté. Constipation. Vomissements. Submatité à la base droite de la poitrine. Râles muqueux au même point.

Marche. — Le volume du ventre augmente. Fièvre s'allume. Exagération des manifestations pulmonaires. Constipation opiniâtre. Ulcérations a forme grisâtre entourée d'un pointillé jaune sur la langue. Mort.

Autopsie. — Adhérences intestinales. Granulations sur le péritoine. Hernie de l'appendice iléo-cœcale formant la tumeur scrotale.

Thorax. Granulations miliaires dans le poumon droite ; masse caséeuse à la base.

LXXIX. *Péritonite tuberculeuse.* (Grangé, loc. cit. — M..., 9 ans, entre à l'hôpital des Enfants-Malades le 20 avril.

Début. — Diarrhée. Enflure générale de plus en plus accusée depuis trois mois.

Période d'état. — Anasarque général. Ascite. Rudesse aux deux sommets et respiration très-soufflante.

Marche. — Cachexie. Mort.

AUTOPSIE. — Liquide abdominal abondant.. Fausse membrane couverte de tubercules reliant le colon aux vertèbres. Ganglions mésentériques volumineux.

LXXIX *bis. Péritonite tuberculeuse.*— (Grangé, loc. cit.) — Henri J..., 4 ans et demi.

Malade depuis deux mois. Ventre distendu, pâteux, sensible; sensation de flot; sonorité et submatité irrégulièrement distribuées. Quelques râles fins et disséminés dans la poitrine.

Marche. — Ventre de plus en plus gros. Constipation. Œdème des membres. Urines rares.

AUTOPSIE. — Ganglions mésentériques engorgés.

Péritoine parsemé de granulations tuberculeuses.

LXXXI. *Péritonite tuberculeuse.* (Grangé, loc. cit.)—Marie B..., 5 ans. Enfant, toujours malade. Icthyose.

Période d'état. — Matité des deux côtés de la poitrine aux sommets et un peu à la base. Râles abondants et gros à la base. Diarrhée.

Marche. — Augmentation des symptômes thoraciques. Dyspnée.

AUTOPSIE. — *Thorax.* Cavernes des deux côtes. Noyaux de pneumonie caséeuse.

Abdomen. — Caverne dans le foie. Tubercules sur la rate le mésentère et le péritoine.

LXXXII. *Péritonite tuberculeuse.* (Smith, medic, Times and gaz, 1854.) — S..., 7 ans, 14 janvier 1874.

Début. — Par une vive douleur abdominale à la suite d'un coup.

Période d'état.— Augmentation du volume du ventre. Ictère. Matité dans tout le côté droit de la poitrine. Amaigrissement.

Marche. — Diarrhée; appétit est bon. Disparition et réapparition de tous les symtômes. Marasme. Mort.

AUTOPSIE. — *Abdomen.* Adhérences intestinales récentes. 60 grammes de sérosité jaune trouble. Ulcérations tuberculeuses dans l'intestin. Masses caséeuses dans l'iléon avec une grande perforation. Foie adhérent au diaphragme; tubercules disséminés ça et là dans le péritoine.

Thorax. — Pleuresie droite.

LXXXIII. *Péritonite subaiguĕ tuberculeuse.* (Liouville, Société médicale, 1875.) X..., 25 ans.

Début. — Phénomènes d'obstruction intestinale; vomissements fécaloïdes.

Période d'état.—Le cours des matières se rétablit au bout de quatre jours. Quinze jours après, nouvelle obstruction. Les accidents disparaissent de niveau après le traitement. Manifestations péritonéales.

Mort trois mois après.

Autopsie. — *Thorax.* — Rien dans les poumons. Un peu de pleurésie tuberculeuse.

Abdomen. — Gâteau intestinal, formé par les anses intestinales agglutinées entre elles par les néo-membranes épaises. Granulations tuberculeuses sur le péritoine.

Remarque. — Péritonite tuberculeuse ayant débuté par des symptômes d'étranglement.

LXXXIV. *Péritonite tuberculeuse.* (Gœbel., Th. de Paris, 1876.) — Victor B..., soldat, 24 ans, entre le 15 février 1866, à l'hôpital du Val-de-Grâce.

Antécédents. Constitution moyenne, Bronchite antérieure.

Début insidieux. — Amaigrissement. Douleurs abdominales diffuses. Coliques fréquentes. Diarrhée alternant avec constipation. Pendant six semaines, abdomen empâté, météorisé.

Marche. Fluctuation obscure à l'hypogastre, ascite. Œdème et rougeur périombilicale. Diarrhée continuelles. Craquements aux deux sommets.

Mort quatre mois après l'entrée.

Autopsie. — *Thorax.* — Poumons farcis de tubercules.

Abdomen. — Péritoine couvert de granulations. Epiploon soudé aux anses intestinales qui elles-mêmes sont adhérentes au péritoine au niveau de l'ombilic.

LXXXV. *Péritonite tuberculeuse.* (Gœbel, loc. cit.) — C..., 22 ans, fusilier, entre le 1er décembre 1867 au Val-de-Grâce.

Jeune homme vigoureux, bien musclé, d'une bonne santé.

Début. — Il y a un mois augmentation du volume du ventre. Appétit et forces diminués. Alternative de constipation et de diarrhée. Pas de vomissements ; pas de toux ; pas d'hémoptysies.

Période d'état. — Météorisme, abdomen globuleux. Ascite : fluctuation obscure à l'hypogastre. Palpation peu douloureuse. Rougeur et empâtement de la région ombilicale. Constipation, puis diarrhée ; urines sans albumine.

Cœur et poitrine sains.

Œdème du membre inférieur gauche.

Marche. — Disparition graduelle de l'ascite. Quinze jours plus tard, nouvelle poussée. Rupture de la cicatrice ombilicale. Ecoulement de beaucoup de liquide. Algidité.

Mort, trois mois après le début.

Autopsie. — *Abdomen.* — Adhérences entre les intestins et la paroi abdominale. Foyers caséeux entre les intestins et dans les replis péritonéaux. Tubercules surtout tout le péritoine. Fausses membranes épaisses et infiltrées.

Ganglions mésentériques hypertrophiés.

Perforation du côlon au niveau de l'ombilic communiquant à l'extérieur et avec la cavité péritonéale.

LXXXXVI. *Péritonite tuberculeuse.* (Gœbel, loc cit.). L..., 24 ans, voltigeur, entre le 28 février 1869, à l'hôpital du Gros-Caillou.

Bonne constitution. Pleurésie en janvier 1868.

Début. — En janvier 1869, ventre ballonné. Inappétence; dyspnée; amaigrissement.

Période d'état. — Ascite; dégoût pour les aliments; constipation; météorisme. Diminution du murmure vésiculaire; râles sibilants dans les deux poumons. Facies grippés; teint terreux; peau des membres sèche et rugueuse.

Marche. — Apparition de douleurs abdominales; cicatrice ombilicale étalée, pigmentée; toux sèche; sueurs froides à la face et au cuir chevelu. Altération d'amélioration et d'aggravation.

Abattement extrême; pouls filiforme; refroidissement général; callapsus; mort.

Autopsie. — *Abdomen.* — Son tissu musculaire est atrophié; la cicatrice ombilicale n'est pas enflammée; le bord externe du muscle droit est rongé par la suppuration. Perforation du côlon transverse sur une étendue de 2 centim. Intestin rétréci par des fausses membranes qui l'enveloppent et l'unissent à l'épiploon. Le foie est sain dans son parenchyme; des fausses membranes recouvrent la vésicule biliaire.

Thorax. — Adhérences du sommet du poumon droit. Poumon gauche congestionné. Epanchement séreux dans le péricarde.

LXXXVII. *Péritonite tuberculeuse.* — (Homolle. Société anatom., 13 avril 1877). X..., 54 ans, entre à l'hôpital Necker.

Antécédents. — Affection aiguë des voies respiratoires en 1870.

Alternative de diarrhée et de constipation. Douleurs abdominales. Pleurésie en 1876. Convalescence pénible. Conserve de la toux. Trois hémoptysies en 1877. Perte progressivs de l'appétit; toux devient incessante; peu de fièvre; diarrhée.

Période d'état. — A gauche : paroi thoracique affaissée, retrait de 2 centimètre et demi; diminution de sonorité; respiration faible; râles muqueux: craquements sous la clavicule droite. Ventre peu développé, saillant à l'épigastre. Amaigrissement. Cachexie. Utérus immobilisé et enclavé par des adhérences est séparé du rectum par une masse dure.

Marche. — Frissons; fièvre; mal de gorge; érysipèle de la face et du cuir chevelu.

Mort.

Autopsie.— *Thorax.* — Adhérences à gauche ; granulations caséeuses disséminées dans les poumons.

Abdomen. — Paroi abdominale adhérente, à l'épiploon, et a tous les viscères. Granulations opaques, cireuses, du volume d'un grain de chènevis, isolées ou réunies en plaques irrégulières sur le péritoine pariétal et l'épiploon. Anses intestinales reliées les unes aux autres par des néo-membranes vascularisées utérus peu consistant, cède sous le doigt, il est rempli par une masse caséeuse ; sa face interne est irrégulièrement ulcérée. Les trompes sont distendues par la même matière. Les ovaires offrent le volume d'un marron ; ils contiennent de petits kystes multiloculaires. Ulcérations de la muqueuse vaginale et du col utérin.

Résumé des observations de péritonite tuberculeuse et cancéreuse ou purement cancéreuse rapportées dans les auteurs.

I. *Cancer et tuberculose du péritoine.* (Moisson, Archiv. de médecine navale, 1876, p. 209). — L..., (Joseph), 25 ans, canonnier, entre à l'hôpital maritime de Brest le 5 mai 1876.

Ses parents sont d'une bonne santé et lui s'est toujours bien porté.

Début. — Depuis un mois, l'abdomen a augmenté de volume ; l'appétit est diminué ; les digestions sont quelquefois pénibles parfois suivies de vomissements.

Période d'état. — L'abdomen est toujours très-gros et insensible : circonférence au niveau de l'ombilic 91 centim. La sensation de fluctuation est perçue seulement au niveau de la grosse·extrémité de la tumeur abdominale. Développement marqué des veines sous-cétanées. Le foie et la rate sont refoulés en haut du côté des poumons. Les urines sont peu abondantes, jaunes, légèrement rougeâtres ; inappétence, langue sale, saburrale ; constipation ; quelques râles humides à la base des deux poumons. Pas de toux.

Marche. — L'épanchement augmente après avoir un peu diminué. Le 20 mai. Ponction abdominale donne 5 litres de sérosité renfermant des globules de sang en grand nombre et quelques globules de pus. Le liquide se reproduit vite ; dyspnée. Nouvelle ponction, nouvelle reproduction rapide de l'épanchement. Rougeur érésypélateuse du ventre. Engorgement des ganglions inguinaux du côté droit. Inappétence complète. Langue saburrale. Soif vive. Vomissements répétés. Amaigrissement extrême. Subdelirium. Somnolence.

Mort le 3 juin.

Autopsie. — *Thorax.* Sérosité sanguinolente dans les deux plèvres. Quelques adhérences à la partie supérieure de la cavité thoracique ; poumons engoués emphysème sous-pleural. Le péricarde est rempli de sérosité rougeâtre. Le cœur est flasque.

Abdomen. — On trouve 4 litres de sérosité sanguinolente. Les circonvolutions intestinales forment une seule masse unie par des néo-membranes et recouvertes par des grains gélatineux. Le grand épiploon est transformé en une masse d'une épaisseur de 3 ou 4 cent. par la présence de néo-membranes et farci, dans toute son étendue par des tumeurs colloïdes. Il adhère à la paroi abdominale au niveau de l'ombilic. Le feuillet pariétal présente les mêmes altérations que le feuillet viscéral.

II. *Péritonite tuberculeuse et cancéreuse.* (Hervion, Th. de doctorat. Paris, 1877. Observation IV). — Nicolas P..., 23 ans, soldat, entre à l'hôpital le 17 novembre 1876.

Antécédents — Deux coups de pieds violents sur l'abdomen; et un coup de sabre.

Début. — Sous l'influence de ce traumatisme et de longues marches, le ventre s'accrut progressivement et devient dur, sonore et douloureux à la pression.

Etat actuel. — Le ventre est énorme. Faiblesse et amaigrissement de plus en plus prononcé.

Marche. — Selles diarrhéiques, muguet. Les téguments prennent une couleur de cire vieillie. On pense à un cancer du rectum que le toucher ne confirme pas; puis à une péritonite tuberculeuse. Diarrhée et douleurs abdominales disparaissent.

Coma. Mort le 30 décembre.

Autopsie. — La paroi abdominale adhère aux organes sous-jacents.

En coupant le mésentère et ses attaches, on isole une masse volumineuse compacte, moulée sur la forme de la cavité abdominale, et formée en partie seulement par le paquet intestinale. La coupe montre une série de cavités qui sont les anses intestinales unies les unes aux autres; et entre ces anses est une matière d'aspect colloïde ressemblant à du cancer. — Périsplénite.

Le poumon droit offre des adhérences nombreuses et des nodules blanchâtres, n'ayant pas les caractères du tubercule ramolli au centre.

III. *Péritonite cancéreuse, évolution lente* (Marquis. Thèse de Paris, 1873). L... (Louis), 42 ans, homme de peine, 25 février 1869.

Début. — Il y a deux mois, le ventre a commencé à grossir sans cause appréciable.

Période d'état. — Le ventre mesure 1 mètre 02 centim. La ponction donne 8 kil. 300 gr. de liquide. On pratique successivement sept ponctions qui donnent lieu à un écoulement de liquide variant de 6 litres à 14 litres. Le ventre paraît comme celui d'une femme enceinte (M. Hardy). Œdème des membres inférieurs et des bourses mouvement fébrile; vomissements.

Le 6 décembre, on trouve à gauche de l'ombilic une sorte de tumeur

Tapret.   13

rénitente paraissant se confondre avec la paroi abdominale. Peu à peu cette tumeur s'éteind. Pneumonie ultime.

Mort le 10 septembre 1870.

Au début on crut un moment à une affection cardiaque ; le diagnostic. fut : tumeur kystique.

AUTOPSIE. — Pneumonie droite. Noyaux cancéreux au foie. Le péritoine pariétal est très-épaissi, adhérent aux enveloppes aponévrotiques sous-jacentes, à la paroi abdominale antérieure, surtout à gauche ; détaché, le péritoine forme une cuirasse cancéreuse de 1 à 4 centim. d'épaisseur. Le mésentère est aussi envahi par le cancer ; de même que la rate.

IV. *Péritonite cancéreuse* (Gosselin. Clinique de la Charité et Gazette des hôpitaux, nº 146, 14 décembre 1875). X...

Début. — Douleurs intra-abdominales. Ascite à la suite d'une chute.

Marche. — Ponction (liquide ascitique ordinaire). Après l'évacuation on sent une tumeur dure vers l'hypogastre.

Remarque. — Péritonite cancérense prise pour une péritonite traumatique au début et reconnue cancéreuse après la ponction.

V. *Encéphaloïde du péritoine. Pneumonie lobaire tardive* (Fournaise. Thèse de doctorat, Paris, 1872). B..., 48 ans, entré le 27 novembre 1869 à l'hôpital de la Charité.

Antécédents. — Fièvre intermittente pendant 10 ans. Excès alcooliques.

Début. — Insidieux.

Période d'état. — Vives douleurs dans le ventre. Météorisme. Dilatation des veines abdominales. Hoquet.

Marche. — Le 4 décembre, menace d'asphyxie. Ponction (issue de liquide sanguinolent). Diminution du murmure vésiculaire à droite. Disparition à gauche. Pouls fréquent. Reproduction du liquide le 9 décembre. Cachexie.

Mort le 10 décembre.

AUTOPSIE. — Dans les poumons, on trouve des noyaux de pneumonie à droite et à la base, et de l'engouement à gauche.

La cavité péritonéale est remplie d'un liquide sanguinolent. L'épiploon est épaissi et infiltré de masses molles. On retrouve ces masses sur le péritoine pariétal et sur le côlon. Sur le bord adhérent de l'S iliaque, existe une masse de même nature, pédiculée, appendue comme le plomb d'un épervier. L'épiploon gastro-hépatique est également cancéreux.

Compression de la veine porte. Le foie est gras.

VI. *Cancer généralisé. Péritonite consécutive* (Hemey. Th. de doct.,

Paris, 1866). B... (F.), 28 ans, maçon, entre le 22 juillet 1861, à l'Hôtel-Dieu, service de M. le professeur Grisolle.

Début. — Embarras gastrique. Douleurs abdominales peu intenses.
Tumeur abdominale sous-ombilicale, ayant l'aspect et la consistance
d'une vessie pleine. Constipation.

Période d'état. — Le 28 juillet, ventre distendu, douloureux. Vomissements verts. Hoquet. Pouls petit. Peau visqueuse. Matières fécales
comme passées à la filière.

Marche. — Même état les jours suivants. Dyspnée intense.

Le 1er août. Symptômes d'occlusion intestinale. Amélioration le 3 août
par un purgatif. Aggravation de l'état général. Collapsus. Mort.

VII. *Cancer du foie. Cancer colloïde du péritoine.* (Vidal. Bulletin de
la Société de médecine des hôpitaux, t. II, 2e série, ann. 1874, p. 90).
J.., 38 ans, négociant en vins.

Antécédents. — Mère morte de cancer utérin, a eu un rhumatisme
articulaire aigu à 30 ans, et un eczéma deux ans plus tard.

Début. — Douleur vive, gravative dans l'hypochondre droit il y a
deux ans; respiration devient difficile; vomissements des aliments;
amaigrissement. (M. Barth reconnaît en septembre 1873 l'existence
d'une hypertrophie du foie avec tumeur fluctuante, formant voussure
dans la région épigastrique et à un kyste hydatique du foie.)

Période d'état. — Pâleur cachectique; teinte subictérique; amaigrissement. Dilatation des veines de la paroi. Le ventre est volumineux,
arrondi, élargi vers les flancs et la région lombaire gauche. Fluctuation
en tous les points.

Marche. — Paracentèse qui donne écoulement à quelques gouttes
d'un liquide sanguinolent contenant des grumeaux transparents et
jaunâtres et quelques cristaux d'hématoïdine. Les masses jaunâtres
sont formées par du tissu embryonnaire. (De la face interne de la
coupe se détachent des travées très-fines formées par de grandes
cellules fusiformes dont les prolongements s'anastomosent en se bifur-
quant. Ces cellules sont de fines gouttelettes de graisse dont les mailles
cellulaires sont les unes graisseuses, les autres en dégénérescence
colloïde).

Œdème des membres inférieurs. Tension excessive de l'abdomen.
Rétention d'urine. Ponction (2 litres et demi de sérosité sanguine).
7 février. Nouvelle ponction (1/2 litre de liquide mélangé de grumeaux
de substance colloïde et mettant obstacle à l'écoulement). Progrès de
la cachexie. Mort le 19 février.

VIII. *Péritonite cancéreuse ?* (Fournaise. Thèse de doct., Paris, 1872.
Atlas de Lebert, t. II, p. 326). X...

Autopsie. — Tumeur de 30 centimètres de largeur, 20 de hauteur et

30 d'épaisssur, occupant le grand épiploon. Des fausses membranes relient cet épiploon au côlon. La tumeur est formée par une multitude de petites masses. L'injection fait reconnaitre que la tumeur est entourée d'un riche réseau vasculaire. Les gros vaisseaux n'ont pas été détruits.

IX. *Péritonite cancéreuse* (Marquis. — Th. de doctorat, Paris, 1873. Observation II. —Société anatomique, 1863). — X..., entre le 13 avril 1863. Le malade souffrait dans le ventre dépuis longtemps.

Peu à peu, gonflement du ventre ; cachexie manifeste. Ponction.

Période d'état.—Reproduction de l'ascite. Nouvelle ponction (10 litres de liquide séreux, limpide). Après la ponction, on peut constater une vaste tumeur ayant une certaine mobilité et des bosselures. Diarrhée continuelle. Phénomènes d'asphyxie causée par le refoulement du diaphragme. La dyspnée et la cachexie augmentent. Troisième ponction. La mort arrive le 10 mai.

Autopsie. — Masse cancéreuse siégeant dans le mésentère, enfermée dans une portion de l'iléon et semblant homogène, plutôt que formée par la réunion de tumeurs multiples. La coupe révèle une tumeur squirrheuse. L'intestin est seulement malade à son insertion mésentérique. Là, ses tuniques sont parsemées de petites masses végétantes faisant une saillie peu considérable et diminuant à peine le volume de l'organe. Pas d'autres dégénérescences cancéreuses.

X. *Péritonite cancéreuse* (Gardner. Medic. chirurg. Societ. of Edinburgh, July, 1849. Edinb. Monthly Journal, t. IX, page 1083).—X..., Infirmary Edinburgh, service d'Alison.

Ictère. Douleur dans l'abdomen. Ascite.

Mort.

Autopsie. — On trouve : 2 livres de sang caillé dans la cavité péritonéale ; des masses de sang décoloré dans l'abdomen et adhérent aux intestins.

Le péritoine est épaissi et induré au voisinage de l'estomac, et renferme en beaucoup de points des tubercules cancéreux. Le mésentère, le méso-côlon sont également épaissis. Le cancer est limité au péritoine.

XI. *Péritonite chronique symptomatique. Cancer colloïde du péritoine de l'estomac, des ganglions mésentériques* (Galvaing, observation IX, Liouville, Société Anatom.). — X...

Lorsque le malade entre à l'hôpital. — Cachexie, amaigrissement, teinte jaunâtre. Quelques vomissements couleur marc de café. Phlegmatia alba dolens des deux membres inférieurs.

Marche.—Dyspnée énorme ; agitation ; douleurs abdominales vives ; râles ronflants et sibilants dans toute la poitrine ; irrégularité cardiaque. 3 avril. Les urines sont rares ; il y a toujours de la dyspnée ; le ventre est distendu, douloureux au toucher ; fluctuation difficilement perçue ; déplacement du liquide ; nausées ; anorexie ; constipation.

Mort le 18 avril.

AUTOPSIE. — *Thorax.* Adhérence des deux poumons. Emphysème. Ganglions bronchiques volumineux et noirs.

Le cœur a diminué de volume. Lésions d'endocardite ancienne et d'aortite.

Abdomen. — Ascite rosée, assez considérable. Adhérences à la face externe du foie et de la rate. Union de l'estomac aux intestins et de ceux-ci entre eux. L'épiploon est transformé en une masse de petites tumeurs mamelonnées, rosées, ressemblant aux môles hydatiques. Même apparence de l'épiploon qui recouvre le gros intestin. Les ganglions mésentériques sont tuméfiées, rosés, mollasses, en transformation gélatineuse. L'estomac est augmenté de volume, descend très-bas, et présente dans sa seconde moitié un cancer occupant la paroi entière. Cette masse cancéreuse est molle. Trace de péritonite aiguë. La rate est ramollie Altération de Bright. Oblitération des veines des membres inférieurs.

Remarque. — Cancer. Mal de Bright.

XII. *Péritonite cancéreuse* (Hernéon. Thèse de doctorat. Paris, 1877). — L... (Adrien), 50 ans, journalier, entre à l'hôpital le 14 novembre 1876.

Il y a dix ans, diarrhée chronique qui a duré 10 mois.

Début. — Il s'est aperçu que son ventre grossissait, que ces forces diminuaient et que ses jambes enflaient au niveau des chevilles.

Période d'état. — Ventre très-gonflé au niveau de l'épigastre ; submatité dans l'hypochondre droit ; douleur à la pression ; matité sur la ligne médiane de l'ombilic au pubis. Par les changements de position, on n'obtient pas de modifications à la percussion. Circulation veineuse sous-cutanée, très-développée sur tout dans la région du tronc. Dyspnée. Pas de gonflement du ventre.

Marche. — La dyspnée nécessite une ponction (9 litres d'un liquide huileux jaune foncé). Après la ponction, on sent à l'épigastre une masse dure, résistante, grosse comme un œuf, à travers laquelle se propagent les battemente de l'aorte abdominale. Dans l'hypochondre droit existent d'autre masses indurées semblables. 15 jours après, deuxième ponction (7 litres). Les bosselures apparaissent. Les ganglions inguinaux sont pris.

Mort le 3 janvier 1877.

AUTOPSIE. — On trouve dans l'abdomen un liquide visqueux. Le grand épiploon est transformé en un gâteau blanc, rosé, offrant 3 cent. d'épaisseur ; ses faces rugueuses, mamelonnées, présentent une foule de petits kystes colloïdes de la grosseur d'une noisette et contenant un liquide gélatineux. Sur la petite courbure de l'estomac existe une tumeur de la grosseur d'une orange, faisant surtout saillie dans l'intérieur du viscère, mais sans altération de la muqueuse. A la coupe, la tumeur donne un suc abondant et très-visqueux.

XIII. *Cancer colloïde du grand épiploon et tumeur colloïde enkystée des ovaires. Péritonite* (Galvaing. Thèse doctorat. Paris, 1872. Observation VIII. — Benett, on the cancerous growths). — Mme H..., 28 ans.

Début. — Ventre volumineux depuis sept mois; douleurs dans le dos et l'abdomen ; fluctuation manifeste et tumeur dure ressemblant à une tête de fœtus ; insomnie complète.

Période d'état. — Epanchement péritonéal très-abondant; le col utérin est élevé. Respiration très-embarrassée; ponction au niveau de l'ombilic; écoulement d'un liquide rouge, renfermant beaucoup de flocons et de petits nodules blancs. Soulagement considérable. Continuation des douleurs du dos et de l'abdomen. Pouls un peu rapide.

Marche. — Insomnie continuelle. Cachexie. Apparition d'une tumeur dure, inégale, semblant attachée à la paroi antérieure de l'abdomen; fluctuation à sa partie inférieure. Deux nouvelles ponctions au niveau de l'ombilic d'où s'écoule un liquide rougeâtre.

Aggravation des symptômes. Mort le 8 mars.

Autopsie. — A l'ouverture de l'abdomen, écoulement d'une pinte de pus jaune sale. Le bassin et la partie inférieure de l'abdomen sont occupés par une tumeur enkystée qui s'était fait jour en avant et qui présentait plusieurs kystes contenant un liquide ambré ressemblant à du bouillon. En haut et en avant, le péritoine est uni à une tumeur solide, située au-dessous de lui et maintenue par des adhérences gélatineuses qui se rompent facilement.

La tumeur occupe toute la largeur de l'abdomen à partir de l'appendice xiphoïde jusqu'à la ligne de l'ombilic au pubis ; elle est développée dans le grand épiploon et pèse 3 livres 13 onces. A la coupe, on voit qu'elle est constituée par de nombreuses cellules variant du volume d'une tête d'épingle à celui d'un pois, pleines d'une matière claire, gélatineuse, entourées d'un stroma fibreux solide. Couleur verdâtre par places, orangée ailleurs, grisâtres en certains endroits.

Le feuillet pariétal du péritoine est revêtu d'une couche de cancer colloïde, de deux lignes environ d'épaisseur. Masse épaisse entre le foie et le diaphragme. La rate est recouverte d'une couche semblable. Les ganglions voisins de l'estomac et du pancréas, les ganglions lombaires et mésocôlon sont tuméfiés et cancéreux. L'enveloppe péritonéale du foie et de la rate est malade. Adhérences des anses intestinales par de fausses membranes. Les intestins sont recouverts par un exsudat verdâtre d'une ligne d'épaisseur. Tumeur enkystée des deux ovaires. Au pourtour de l'utérus existe une masse de plus d'un pouce d'épaisseur, circonscrivant la cavité du bassin.

XIV. *Cancer squirrheux primitif du péritoine. Péritonite* (Galvaing, loc. cit., obs. VII). — X..., 23 ans, soldat parents tuberculeux. Fièvre intermittente.

Début. — Choc sur l'abdomen; douleurs abdominales; sensation d'une tumeur; amaigrissement.

Période d'état. — Dans la moitié droite inférieure de l'abdomen, tumeur dure du volume d'une tête d'enfant. Parois abdominales immobiles. Douleurs ressenties dans la tumeur pendant chaque miction.

Marche. — Cachexie rapide. Mort.

AUTOPSIE. — Adhérences des parois abdominales, à droite, avec l'épiploon; à gauche, avec des anses intestinales et aux parois du bassin, par des fausses membranes. Tumeur cancéreuse à la face inférieure du foie. L'épiploon et le péritoine sont épaissis et adhèrent à des anses intestinales et aux parois du bassin. Dans la région abdominale droite, en bas, on trouve une tumeur du volume d'une tête d'enfant dont la masse est formée par le cæcum, l'iléon, le côlon ascendant. Le tissu conjonctif autour du rectum est transformé en masse cancéreuse. Un peu de liquide trouble dans le péritoine. Tubercules miliaires dans la plèvre droite et le péricarde.

XV. *Cancer du péritoine* (Galvaing, loc. cit., obs. XI). — Louise P..., 53 ans, blanchisseuse, entre le 28 juin 1871, à l'hôpital de la Charité (annexe). Un seul enfant à 21 ans. Règles très-régulières jusqu'à 51 ans. Métrorrhagie abondante.

Période d'état. — Maigreur extrême. Teinte cachectique. Ventre irrégulièrement ballonné. Saillie de l'ombilic. Développement des veines sous-cutanées. Pas de douleur à la palpation. Nulle sensation de tumeur. A la percussion, matité vers la partie inférieure; sonorité en haut. Le foie paraît petit, la rate peu développée. Œdème considérable des membres inférieurs consécutifs à l'ascite. Rien au cœur. Râles sous-crépitants dans les deux tiers supérieurs du poumon droit. Au lieu du col utérin, on trouve une masse bosselée. Gêne de la miction; ni sucre, ni albumine. Garde-robes douloureuses.

Marche. — Le ventre grossit, l'appétit disparaît. Amaigrissement rapide. Mort le 2 juillet.

AUTOPSIE. — Dans l'abdomen, liquide trouble et purulent. Dans le flanc gauche, masse formée par le côlon transverse, l'estomac, les anses intestinales agglutinées entre eux par des fausses membranes. Pus concrété sur le grand épiploon qui est épaissi et par places le siége de petites hémorrhagies. On trouve des granulations sur toute la surface de l'intestin, sur l'estomac, sur le péritoine pariétale. Petites hémorrhagies disséminées à la surface interne de l'intestin grêle. Pas d'ulcérations. Petites hémorrhagies dans le rectum. Granulations cancéreuses sur toute la face extérieure de l'utérus. Ce dernier est adhérent avec tous les organes du petit bassin. Cancer du corps et du col. Tout le tissu cellulaire et le péritoine qui remplissent les espaces libres du petit bassin sont couverts de granulations et de petites masses cancéreuses. Il en est de même des ganglions mésentériques. Les granulations remplissent le cul-de-sac formé par le ligament coronaire et cessent avec le péritoine sur le bord postérieur du foie. La rate est couverte de granulations cancéreuses. Il y en a également sur la plèvre, les poumons, le péricarde, les ganglions bronchiques.

XVI. *Péritonite cancéreuse.* (Galvaing. Obs. III. Résumé de l'observation d'Engel Reimers. Arch. fur anatom. und physiolog. von Virchow. Berlin, 1870, t. LI, page 391.) — C. W... 72 ans, entre à l'hôpital le 21 octobre 1869.

Début. — Affaiblissement rapide. Ascite. Ponction donnant issue à un seau de liquide.

Période d'état. — Traits amaigris. Dyspnée. Ascite. Œdème des jambes. Appétit bon. Pas d'albumine dans les urines. Le 22 octobre et le 1er novembre, une ponction à gauche (1/2 seau d'un liquide clair, albumineux).

Marche. — Reproduction de l'ascite. Augmentation de l'anasarque; douleurs lancinantes dans le dos, tension pénible des parois abdominales. Ponction à gauche. (Le liquide examiné au microscope contient des cellules rondes avec des prolongements). 29 novembre. Dernière ponction au même endroit sans résultat. Dyspnée. Douleurs lombaires. Mort le 1er décembre.

AUTOPSIE. — Ecchymoses dans les lobes inférieurs des poumons.

Dans l'abdomen, un demi-seau de liquide jaunâtre, clair. La tumeur perçue pendant la vie, au niveau des premières ponctions, consiste en une nodosité aplatie, à bords saignants, de nature cancéreuse, qui s'était propagée au point où on avait fait la ponction, entre les muscles de l'abdomen. Le péritoine est couvert d'une couche cancéreuse sous forme de plaques. Le grand épiploon est ratatiné et adhère au côlon transverse sous forme d'une masse épaisse. Cylindrique qui est la tumeur sentie pendant la vie. La coupe offre la constitution médullaire et est parsemée d'une végétation cancéreuse déjà jaunâtre et caséeuse.

XVII. *Poche gazeuse. Péritonite granuleuse.* (Galvaing, loc cit.) — X.,.., 53 ans, domestique, entre à l'hôpital le 24 janvier 1870.

Antécédents. — Douleurs rhumatismales, sept grossesses.

Début. — Sept ans après le dernier accouchement, douleur au niveau de l'hypogastre s'étendant dans l'hypochondre gauche; elle est vive, continue, déchirante. Perte de l'appétit. Vomissements presque tous les jours (alimentaires et glaireux). Constipation. Amaigrissement rapide. Augmentation du ventre.

Période d'état. — Amaigrissement notable. Teinte jaune de la face. Abdomen globuleux, très-distendu. Ventre lisse, brillant. Développement des veines sous-cutanées. Déplacement de la sonorité et de la matité quand on fait changer le malade de position. Douleur le long des hypochondres et au niveau de l'épigastre. Tumeur dans l'hypochondre gauche fuyant sous la pression prolongée. Vomissements bilieux. Perte de l'appétit. Constipation opiniâtre. Utérus immobile non dévié. Le cul-de-sac antérieur a disparu. La paroi vaginale antérieure paraît refoulée. Ponction (8 litres de sérosité citrine).

Marche. — Mamelons sur la face convexe du foie et dans la région épigastrique. Vomissements. Urines rares. Coloration des parois de l'abdomen très-vives surtout à droite. A gauche, râles sous-crépitants dans la poitrine. Le 25. Abcès au niveau de la ponction.

15 mars. Mort.

AUTOPSIE. — Dans l'abdomen, liquide limpide, abondant. Tablier grisâtre, lardacé, contitué par le grand épiploon, semblant se continuer en haut avec l'estomac et présentant le long du bord inférieur des angles et des saillies. Il couvre tout l'intestin grêle excepté au niveau de la fosse iliaque droite. Epaisseur variable. Quelques ecchymoses à la face antérieure. La face profonde offre plus de bosselures que la face superficielle. Adhérence continue avec la face supérieure du còlon transverse. Les circonvolutions de l'intestin grêle, n'offrent ni adhérences ni granulations.

Les parois abdominales sont recouvertes par une pseudo-membrane présentant l'aspect du gâteau épiploïque avec quelques hémorrhagies dans son épaisseur. Noyaux cancéreux dans le méso còlon transverse. La partie postérieure de l'estomac est envahie par le cancer; la paroi antérieure présente une épaisseur de 1 à 2 cent. et [est ulcérée à sa surface. Les ganglions mésentériques sont envahis.

Remarque. — Cancer de l'estomac. Péritonite cancéreuse.

Le foie gras et assez volumiceux adhère au diaphragme qui est revêtu d'une couche cancéreuse. La vésicule biliaire et le péritoine qui la tapisse sont envahis par le tissu lardacé. La rate est petite. Dans sa capsule, il y a plusieurs noyaux cancéreux qui ne pénètrent pas dans le parenchyme. Les reins sont anémiés. La vessie, l'utérus, les ovaires, sont sains, mais le péritoine qui les recouvre est cancéreux.

Thorax. — Sérosité sans fausses membranes dans la plèvre gauche.

XVIII. *Cancer primitif de péritoine.* (Leudet. Galvaing, loc. cit. Obs. XII.) — X..., 40 ans, entre à l'hôpital de la Charité, service de M. Rayer.

Homme vigoureux sans antécédents pathologiques.

Début. — Malade depuis trois mois, ressent de la pesanteur au creux de l'estomac. Bouche sèche. Ascite.

Période d'état. — Plusieurs tumeurs dans le ventre, surtout dans le foie, dans l'hypochondre gauche, ne paraissant pas tenir à l'estomac.

Marche. — Vomissements dans les derniers jours. Mort.

Autopsie. — La cavité péritonéale est remplie d'un liquide citrin. A l'estomac tient une masse mamelonnée considérable cachant le côlon transverse et le côlon descendant. Le péritoine pariétal est infiltré de petites masses semblables. La tunique intestinale est saine. Le foie est aplati, réduit à une simple languette. A gauche, sa face inférieure est parsemée de petites masses blanchâtres. La rate et le rein en offrent de semblables. La veine splénique est entourée d'une petite masse analogue.

XIX. *Péritonite cancéreuse avec cancer de l'estomac, du foie, du diaphragme, de l'utérus.* (Benett. Galvaing, loc cit. Obs. VI.) — J. W..., entre le 4 octobre 1847 à l'infirmerie royale, service du Dr Danglas.

Début. — Douleurs assez vives dans l'épaule et le côté droit, ayant envahi depuis cinq années la partie inférieure de l'abdomen. Alité depuis trois semaines.

Période d'état. — Ascite. Fluctuation. Douleur subaiguë dans l'épaule et le côté droit, Région hépatique douloureuse. Matité dans cette région étendue de la mamelle, à un demi-pouce du rebord des fausses côtes.

Marche. — 8 octobre. Douleurs hypogastriques. Empâtement dans toute la région du foie. Le 12. Abdomen augmenté de volume; urines abondantes. 4 novembre. Salivation mercurielle après l'administration du calomel. Selles rares. Douleurs sourdes dans la partie inférieure de l'abdomen. Abattement progressif. Cachexie.

Mort le 5 novembre.

Autopsie. — Poumon droit hépatisé dans une grande étendue. Noyaux cancéreux. Poumon gauche et cœur sains. L'abdomen contient plusieurs litres d'un liquide limpide, troublé inférieurement par des lambeaux de fibrine infiltrée du pus. Adhérences lâches des anses intestinales entre elles, par un exsudat fibrineux récent. Masse cancéreuse unissant le diaphragme au foie et à l'estomac. On peut enlever en une seule masse tous les organes abdominaux. La face postérieure de l'estomac est perforée, des fongosités ferment cette perforation et empêchent la communication entre l'estomac et la cavité péritonéale. Teinte blanchâtre du foie. A sa surface, plaques arrondies, laissant écouler un liquide lactescent. Ganglions du hile et ganglions mésentériques infiltrés de cancer. Péritoine induré épaissi par dépôts cancéreux.

XX. *Cancer du péritoine* (Galvaing. Obs. XIV). Mme L..., entre à l'hôpital Beaujon le 29 novembre 1861, dans le service de M. Moutard-Martin.

Début. — Œdème des jambes; légère ascite.

Période d'état. — Au cœur, souffle au premier temps. Ballonnement considérable du ventre qui augmente rapidement de volume. Toux depuis quelques jours. Râles sibilants et ronflants. (Bronchite, emphysème.)

Marche. — Augmentation rapide de l'ascite; dyspnée énorme. Après la ponction (10 litres de sérosité très-transparente), on sent des tumeurs globuleuses avoisinant l'utérus. Au toucher vaginal, on constate un engorgement péri-utérin. Les ponctions donnent lieu à un écoulement de sérosité. Œdème des poumons. On pratique 10 autres ponctions pour diminuer la dyspnée.

Mort le 9 février.

Autopsie. — Rétrécissement mitral.

Plèvres. — Epanchement de sérosité transparente.

Poumons. Œdème.

Péritoine. — Epanchement de sérosité. Traces manifestes de péritonite chronique.

Le péritoine pariétal est tapissé d'une fausse membrane, assez épaisse au niveau de l'utérus; elle laisse entre elle et le cul-de-sac recto-vaginal un espace rempli par le tissu cancéreux. Epiploon épaissi et cancéreux. Pus dans l'intérieur du rectum, dont la muqueuse est très-enflammée.